Docteur, écoutez!

Anne Révah-Lévy
Laurence Verneuil

Docteur, écoutez !

Albin Michel

« There is only one cardinal rule.
One must always listen to the patient. »

Oliver Sacks

Introduction

Dans cet hôpital de banlieue, on a mis en place « la journée d'accueil des internes ». Un rituel pour les recevoir, deux fois par an, au mois de mai et au mois de novembre. Cela commence toujours par une visite guidée en petits groupes pour qu'ils se repèrent à peu près dans leur nouvel espace de travail : les urgences, la réanimation, la maternité... Après la visite, il y a des interventions de médecins de l'hôpital sur des sujets importants, par exemple la gestion de l'arrêt cardiaque, le circuit des demandes urgentes, l'hygiène, etc.

Depuis que l'hôpital a organisé cette journée, les internes sont très contents. Quelques personnes de l'administration les accompagnent, ainsi que deux chefs de service, présents toute la journée. Aujourd'hui, c'est au tour d'Éric et d'Anne. Ils sont prêts à répondre aux questions éventuelles, histoire de rendre tout cela le plus accueillant possible. L'ambiance est assez décontractée.

Après les visites guidées, un buffet a été préparé par les cuisines. On bavarde bruyamment. Les représentants de l'administration déjeunent avec Éric et Anne sur une petite table à l'entrée de la grande salle.

– Tu leur diras quelques mots au dessert ? demande Éric.

– Très bien, ça me va.

– Moi, je leur parlerai en conclusion de la journée. Tu sais ce que tu vas leur dire ?

– Je veux juste insister sur la qualité de leur écoute des patients.

– La qualité de quoi ?

– Je voudrais leur dire qu'il faut qu'ils veillent à leur manière d'écouter les patients : c'est important à toutes les étapes de leur fonction, pour le patient, pour la famille, pour la qualité des soins… Rien de très original, mais je trouve que c'est important.

– Ah ça, c'est une drôle d'idée ! T'es psychiatre, c'est ça ?

– C'est quoi le rapport ? Tu ne crois pas qu'être en position d'écoute, c'est important, pas seulement pour les psychiatres ?

– Ma pauvre !… Mes patients, je ne peux pas les écouter ! J'ai dix minutes par patient sur le logiciel

de rendez-vous, et il n'y a rien à faire, il faut que je remplisse tous mes créneaux, de dix minutes en dix minutes. Alors je n'écoute pas, je ne peux pas, j'ai trop de choses à expliquer, des papiers à faire signer... Tu ne te rends pas compte, s'il fallait en plus que je les écoute ! Faut vraiment être psychiatre pour croire que les médecins peuvent écouter !

Un éclat de rire fait vibrer la table de déjeuner.

Télévision, radio, presse écrite ne manquent pas de mettre en évidence les impasses de notre système de santé. Erreurs de gestion, réductions de lits, plans de retour à l'équilibre intenables, manque de personnel, équipes épuisées, discriminations régionales devant l'offre de soins... : on nous détaille comment, face aux enjeux économiques, aux dettes hospitalières colossales, le système se délite, pris par l'impossible restructuration de la protection sociale, les inégalités d'accès aux soins, l'engorgement des urgences. On produit des rapports d'évaluation sur la qualité des soins, la satisfaction des patients, les coûts comparés public-privé, les différences européennes de modalités d'accueil, l'épidémiologie du cancer, etc. On regarde sous tous les angles, à la loupe.

D'ailleurs, on ne sait plus trop comment tout cela va se résoudre, on reçoit, assez démuni, des injonctions sur l'organisation et des contre-injonctions qui ne tiennent pas plus longtemps. Depuis les 13 000 morts de la canicule et les promesses de rénovation de l'hôpital qu'elle a fait naître, en 2003, la rémunération des hôpitaux par la tarification à l'activité, en 2004, et la loi de gouvernance hospitalière *Hôpital Patient Santé territoire* en 2008 – ensemble de mesures qui ont voulu transformer l'hôpital en entreprise –, le système se désagrège. Politiques, institutions, médecins et patients, nous avons contribué à mettre en place un système de soins aujourd'hui déshumanisé, nous laissant prendre dans la tourmente du soi-disant progrès médical et de la sacro-sainte rentabilité.

Chaque corps de métier de la santé réfléchit pour trouver des solutions, mais on s'y perd. Articuler soins, humanité, recherche, rentabilité, profit, traitements compliqués, chers, médecine personnalisée et démocratie : voici une équation difficile ! Le résultat est une insatisfaction partagée des patients et des médecins, une perte d'efficacité, d'humanité, des dépenses inutiles, du gâchis, un système de soins en danger, au bord de l'explosion.

L'hôpital est en train de broyer les soignants, y compris les médecins. Ces acteurs de la santé n'y arrivent plus, ils subissent des modèles de gestion qui sont par endroits intenables, et la désolation grandit. Indéniablement, il y a des raisons réelles à cette souffrance au travail. Les médecins ne constituent pas des interlocuteurs de poids dans tout cela, on voit bien que les choses se décident sans eux ou, au mieux, malgré eux. Ils ne parviennent pas à être entendus. Ici et là, certains prennent position, s'opposent, cherchent à faire entendre leurs voix. Ils ne sont pas pris au sérieux, leurs tentatives de résistance à ce qui est imposé à l'hôpital et aux soins ne sont pas efficaces, car il y a toujours une suspicion à leur encontre : ils seraient privilégiés par essence, et finalement assez peu fiables dans leurs plaintes ou revendications…

Quant à la société civile, elle constate, elle commente, sans levier d'action. Pourtant, c'est bien elle qui fait les frais de l'effondrement du système. Ce sont bien les Français qui utilisent l'hôpital, voient des médecins, attendent d'être bien soignés; ils pourraient se mobiliser – s'y intéresser, tout du moins. Mais il y a une distance vis-à-vis de tout cela, mêlée d'exigence, ils ne savent pas ce qui se passe vraiment, ils voient bien que c'est compliqué, et par endroits vraiment très compliqué, mais ils s'habituent à ce fond d'écran : l'hôpital va mal, les soignants aussi.

Les patients et les médecins n'ont pas de capacité concrète à changer ce qui arrive. En fait, ni les uns ni les autres ne sont des partenaires reconnus dans les décisions qui sont prises, dans les réformes engagées. On nous a imposé une vision entrepreunariale de l'hôpital, les soins et les patients sont des marchandises, les médecins ont subi et n'ont pas pu empêcher ces dérives. Ce qui existe dans les hôpitaux n'est pas de la médecine, c'est la distribution plus ou moins réussie de traitements qu'on compte pour ce qu'ils rapportent à l'hôpital.

Il existe pourtant un espace de changement possible, le seul qui soit l'affaire du patient et de son médecin : c'est la relation qu'ils tissent entre eux. Dans cet espace singulier, lieu emblématique de la médecine, dans cette rencontre, il y a des choses à modifier, fondamentales, qui pourraient avoir des conséquences importantes pour la qualité des soins et tout le système. Si les protagonistes parviennent à imposer que la qualité de leur interaction doit être défendue, revendiquée, assumée, donc mise au centre d'un système qui a perdu ses repères humanistes, si le binôme patient-médecin impose la qualité de la rencontre au service du soin, alors là, un véritable changement deviendra possible, et patients et médecins pourront se placer comme les interlocuteurs de pouvoirs publics qui ne devraient pas oublier que, sans le respect de cette relation fondée sur l'écoute, il n'y a simplement pas de médecine.

1.

On s'occupe de vous !

Depuis des années, Liliane est suivie pour une maladie chronique du sang ; elle est surveillée, le risque d'aggravation est une épée de Damoclès avec laquelle elle a appris à vivre – ou disons que chacun veut croire qu'elle s'est habituée à attendre la mauvaise nouvelle. Elle a une santé à la fois fragile et coriace, puisque, contre tous pronostics, elle est arrivée à 75 ans sans mourir. Plusieurs fois par an, elle a des épisodes infectieux – poumons, dents, reins –, elle traverse tout cela sans jamais se plaindre auprès de ses enfants, même lorsqu'il lui arrive d'être hospitalisée quelques jours pour des épisodes de fièvre qui disparaissent comme ils sont venus, sans qu'on en trouve la cause. Le plus incroyable, au fond, c'est que son mari soit mort le premier, lui qui n'était pas malade.

L'été a mal commencé : une infection est de

retour, cette fois c'est plus sérieux, on parle de méningite. Liliane est très affaiblie, elle vomit, elle a mal à la tête. Son hématologue décide de l'hospitaliser.

Elle se retrouve dans le service qu'elle connaît bien. Une habitude. Mais elle n'est pas comme d'habitude. Sa voix n'est pas bonne, on la sent lasse et inquiète. Ce vendredi midi, sa belle-fille est venue lui rendre visite.

– Tu as encore mal à la tête ?

– Oui. J'ai beaucoup vomi cette nuit, j'en ai mis plein les draps.

– Ils t'ont aidée ?

– Oui oui, j'étais très embêtée…

– Et le médecin, tu l'as vu, depuis lundi ?

– Non, je n'ai vu qu'un interne, qui m'a dit : « On s'occupe de vous. Il va y avoir un staff. »

– C'est tout ?

– Oui, je n'ai pas vu de médecin. Chaque fois que je demande à une infirmière, on me répète la même chose : « On s'occupe de vous. » Je suis couchée là, je ne sais pas pour combien de temps…

À sa petite-fille, Liliane s'est confiée, la voix rauque. Elle a peur de mourir, elle va mourir, elle sent que c'est possible, peut-être que cette fois c'est le moment.

Se confier à une adolescente de 16 ans, pas à un

médecin, pas à son médecin… Lui n'a pas pris le risque de l'entendre, il n'est pas venu la voir.

« On s'occupe de vous. » Tout un programme, un abandon à peine dissimulé.

À regarder de près la vie hospitalière, écouter le patient est une question incongrue, parce que, naturellement, on n'écoute pas le patient, ce n'est pas prévu, rien n'est pensé pour cela ; tout se passe comme si la question centrale était de s'occuper d'un patient, de le guérir, sans considérer que l'écoute est partie intégrante de la démarche de soins. Les médecins qui écoutent leurs patients le font parce que c'est dans leur personnalité, leur caractère, ils aiment la relation avec les patients. Écouter, c'est dans leur nature. Au fond, pour être écouté, il faut tomber sur un médecin qui est comme ça. Un écoutant par essence. Un comble : il ne s'agit pas d'une démarche applicable, transmissible, dont on cherche à améliorer la forme, il s'agit plutôt d'une anomalie dans un système qui n'assume pas la rencontre avec les patients, qui a plutôt pour objectif de distribuer des examens complémentaires et des traitements, mais en limitant au maximum l'écoute. Un système qui reconnaît le pouvoir des patients via Internet, via les associations, mais qui ne semble pas vouloir intégrer que les patients revendiquent que l'écoute soit à sa place. Si le médecin prenait soin d'écouter ce que le patient vit de son traitement, ce dernier aurait moins besoin de le défier en lui faisant la leçon sur les effets secondaires racontés sur des forums.

Les associations de patients veulent être des interlocuteurs à toutes les étapes de la prise en charge, elles ont raison, mais si le patient pouvait raconter ce qu'il vit de sa maladie, à sa manière, sans que ses ressentis soient a priori considérés comme des entraves dans le travail du médecin, il n'y aurait pas besoin de toutes ces instances de patients qui veulent être entendues.

Chacun s'est habitué à des états de fait, qui sont devenus des évidences, comme dans la chanson de Brigitte Fontaine « C'est normal ». L'hôpital va mal, et ce depuis longtemps, c'est normal ! On ne sait plus très bien pourquoi on en est là ni comment s'en sortir, mais on le dit partout : à l'hôpital ça va très mal ! Deuxième refrain : à l'hôpital, on n'est pas écouté ! Tout le monde le sait, tout le monde le vit, les patients les premiers le disent : ils ne sont pas écoutés, en tout cas pas par leur médecin, c'est devenu tout à fait normal ! Le patient est plutôt compréhensif, et il sait se réjouir qu'il y ait parfois les infirmières qui, elles, continuent d'écouter – les aides-soignantes aussi, et même les secrétaires. Mais plus personne ne s'attend à être écouté par son médecin, c'est normal. Il n'a pas le temps, il y a trop de contraintes, et avec les trente-cinq heures, vraiment les médecins ne peuvent pas écouter les patients… Ils sont d'ailleurs très insatisfaits de leur pratique, de leur manque de temps[1*].

Le patient se désole mais se soumet, et les médecins se justifient parfois, ils voudraient écouter, mais impossible dans le contexte ! Voilà où nous en sommes. C'est assez triste au fond, c'est grave et c'est triste.

Poussé à son paroxysme, ce qui guette le soin à l'hôpital, c'est une perte définitive de son essence, une déshumanisation lente et efficace. Bien sûr, il y a de très bons médecins, gentils, sincères, présents, attentifs, disponibles, bien sûr il y a des médecins remarquables, mais il y a toutes ces dislocations, ces situations qui se tendent. On

* Voir les notes bibliographiques en fin de volume, p. 139.

entend parler d'économie, de structure hospitalière, des enjeux de thérapies révolutionnaires, de gouvernance économique, mais le cœur même du système, la relation, se délite. Or, la relation, seuls les médecins et les patients peuvent décider de la protéger, de la changer, de lui rendre sa place, sa dignité. Il faut que chacun prenne sa part dans ce changement, sa responsabilité, que chacun se sente légitimé à faire bouger les choses pour que la société et les décideurs politiques, économiques, se soumettent à leur tour à cette nécessité.

La qualité d'un système de soins s'évalue selon un certain nombre de critères de santé publique : moins de malades, une espérance de vie accrue, surtout en bonne santé, une rationalisation des dépenses de santé, des hospitalisations moins longues, moins de consommation de médicaments, moins de consultations, moins d'effets secondaires liés aux traitements mal pris ou mal administrés, moins d'examens inutiles, la sécurité des soins dispensés aux patients, l'absence d'infections nosocomiales (infections contractées à l'hôpital), l'amélioration de la qualité de vie des malades, la diminution des inégalités sociales face aux soins, l'adéquation entre la pratique médicale et les recommandations des sociétés savantes, la satisfaction des usagers, des professionnels... Une multitude d'indices, mais sont-ils pertinents ? suffisants ?

On a même créé un nouveau métier, une nouvelle fonction au sein des hôpitaux, histoire d'afficher qu'on prend bien en considération la qualité du soin : il existe désormais des spécialistes de la qualité. Mais de quelle qualité parle-t-on ? Parce que, la réalité actuelle, c'est que les soins à l'hôpital sont grignotés par une perte d'humanité.

D'ailleurs, on s'inquiète de la maltraitance ordinaire des patients : on a aussi mis en place des recommandations de bientraitance à l'hôpital, avec une volonté réelle de contenir les signes de la perte d'humanité. « La bientraitance est une démarche globale dans la prise en charge du patient, de l'usager et de l'accueil de l'entourage visant à promouvoir le respect des droits et libertés du patient, de l'usager, son écoute et ses besoins, tout en prévenant la maltraitance*. » On

---

* Recommandation de bonnes pratiques professionnelles de l'Agence nationale de l'évaluation et de la qualité des établissements et services sociaux et médico-sociaux, « La bientraitance : définition et repères pour la mise en œuvre », août 2008.

veut ainsi retrouver la bienveillance fondamentale des soignants, malgré les contraintes organisationnelles. Mais on peut tout regarder, tout mesurer : si on ne reconnaît pas que l'écoute à l'hôpital est devenue inexistante ou presque, on passe à côté d'un enjeu majeur du système de soins.

Aujourd'hui, la parole des patients est recueillie par les infirmières et les psychologues, elle trouve un écho dans les associations et les forums de malades, mais elle reste aux portes des cabinets et des hôpitaux.

Avant, il y avait une mythologie qui distinguait principalement les chirurgiens, « naturellement incapables » d'écouter quoi que ce soit, le chirurgien devant surtout être un bon technicien, et puis les généralistes qui, eux, au contraire, passaient leurs journées à devoir écouter – au fond, ils n'étaient peut-être pas médecins… Maintenant, la réalité est diffuse : les médecins n'écoutent pas leurs patients.

Ce qui se voit entre les patients et les médecins à l'hôpital est vrai aussi dans les cabinets de consultation de la médecine libérale. Les patients défilent, les contraintes enlisent et, finalement, c'est partout la même chose : on n'écoute pas ou presque pas.

La possibilité de contenir cette dégringolade revient à tous. Il faut arrêter de se laisser faire, de croire qu'il y aurait un système invisible surpuissant qui régirait malgré nous les relations entre les médecins et les patients. Le système médical est ce que les protagonistes en font, chacun à sa place, et son premier niveau, quoi qu'on en dise, est relationnel. Pas de relation entre le médecin et son patient, pas de médecine. Pas d'écoute, pas de diagnostic, mais des erreurs médicales, de l'errance, de la surconsommation médicamenteuse, de l'insatisfaction, de la judiciarisation. Pas d'écoute, et c'est l'effet domino. À l'inverse, imposer qu'il faille écouter, prendre du temps pour écouter, c'est mettre en place la première pierre de la reconstruction d'un système. Cela demande de changer de posture, de reconnaître la valeur temps dans le dispositif de soins. En effet, on n'écoute pas un patient si on a dix minutes pour tout faire, on ne peut pas s'intéresser à ce que le patient vit ni à comment il le vit, si tout ce qui est valorisé, c'est la parole du médecin, son point de vue. Le problème central, c'est la place qui est faite au récit que le patient veut ou peut faire de ce qu'il vit.

Écouter, c'est l'unité fondamentale de la relation patient-médecin, le rouage initial, à la base de tout. C'est le début de tout.

On nous vante l'empathie, mais pour être empathique avec son patient, encore faut-il commencer par l'écouter raconter. Le médecin empathique, celui dont les patients rêvent, est un médecin qui est capable de se représenter ce que vit le patient, avec la capacité d'accueillir, sans pour autant être englouti, pour pouvoir préserver sa mission de réflexion et d'action. L'empathie, c'est une affaire de disposition et de volonté. Il faut trouver la bonne distance, avec suffisamment de bienveillance et de respect pour ce qui est vécu, sans bien sûr se laisser embarquer sans vigilance dans un collage émotionnel qui empêcherait le médecin de travailler et le patient de trouver un appui auprès d'un médecin débordé. Il y a quelque chose dans l'empathie qui relève de la reconnaissance et de la légitimation du vécu des patients, de leurs récits. On ne naît pas empathique, on le devient. Et on construit une relation empathique. Pour cela, il y a un acte inaugural, fondateur : écouter. Après tout, si les processus de l'empathie peuvent apparaître complexes à décrire, à comprendre, il y a une chose très simple à se représenter et à faire, c'est commencer par écouter son patient !

Si les patients et les médecins, malgré toute la désorganisation, la pression, l'incohérence qui règnent, prenaient soin de l'unité élémentaire du soin qu'est l'écoute, si les protagonistes s'aidaient pour imposer l'écoute à sa juste place, l'hôpital irait mieux, les patients et les médecins iraient mieux. Économiquement et humainement, ça irait mieux.

Les mains dans les plis

C'est la visite. Le chef de service, son assistant, l'interne, trois étudiants, une infirmière, la cadre se répartissent autour du lit de Marianne, contre les murs, près de la fenêtre qui donne sur le parking.

– Alors, vous avez moins mal maintenant ?

– Au ventre oui, mais j'ai mal au dos.

– Le kiné est passé vous voir ?

– Non, je n'ai vu personne.

– On peut montrer votre ventre aux étudiants ?

Marianne a fait un geste de la tête, un acquiescement mutique. Elle remonte rapidement sa chemise de nuit, et on voit son ventre, volumineux, avec ses trois replis gras, calés sous ses seins nus. La peau est rougie par endroits, une cicatrice nette au milieu.

Le chef prononce alors un « Vous voyez ? » qui s'adresse aux étudiants figés, on sait alors que la leçon va commencer. Les jeunes gens s'approchent du lit de Marianne mal à l'aise, et tendent leurs mains vers l'abdomen offert. En même temps, une explication complexe sort de la bouche de l'assistant, dans un vocabulaire médical pour initiés. Puis à nouveau la voix du chef :

– Vous devez essayer de bien palper son foie. Ils peuvent repérer la tumeur qui reste ?

– Oui… si vous voulez…

Marianne sait que la médecine, ça doit s'apprendre en vrai. Elle tourne la tête vers la fenêtre, elle ne veut pas regarder son ventre. Six mains viennent se replacer entre les replis. Les yeux baissés, l'un des étudiants remercie Marianne et essaye de lui sourire. L'exercice est terminé. Le chef regarde sa montre.

– Après, on vous envoie en convalescence. Ça va vous faire du bien.

– Et pour mes vertèbres ? J'ai vraiment mal.

– Ça va passer. Il y a eu l'opération, il faut attendre encore.

S'ensuit une mise à l'épreuve des étudiants sur les complications possibles de la chirurgie dans ce cas précis. Tournant le dos à Marianne, les blouses blanches échangent avec sérieux. Marianne attend, sans broncher ; l'infirmière s'approche et remonte discrètement le drap sur son torse dénudé. Le chef a terminé de parler aux jeunes.

– Allez, tout est au mieux, mais c'est pas réglé. Il faut que vous fassiez des efforts, on en a déjà parlé. Bon, allez, ça va aller. Vous avez revu votre alcoologue ?

Marianne n'a pas le temps de répondre et s'enfonce dans son lit. Le chef donne le signal du départ.

– Je viens vous voir la semaine prochaine si vous n'êtes pas sortie !

La troupe blanche quitte la chambre en silence, Marianne la regarde sortir, elle essaie de retenir l'infirmière, elle voudrait lui dire quelque chose, mais ce n'est pas le moment.

2.

Le temps est toujours contre nous

Combien de fois le patient se dit-il, regardant son médecin : « Il est débordé aujourd'hui » ? On sait bien que les médecins ont toujours l'air occupés, pressés, c'est une donnée banale, et c'est une réalité, ce n'est pas pour jouer une mauvaise scène de théâtre. Les médecins sont sous pression, ils doivent organiser leur temps de manière très serrée, et le manque de temps est au centre de leur quotidien[1]. Chaque fois que l'on observe le quotidien des médecins, la problématique du temps apparaît. Il y a des patients à voir, des urgences, des imprévus, de l'administratif, la rentabilité de leurs actes comptés par les tutelles, les interactions avec des collègues concernés par les projets de soins pour les patients et la nécessité de maintenir le niveau de ses connaissances médicales. Les patients ont d'ailleurs intégré à leurs représentations du soin que les médecins n'ont pas beaucoup de temps. Et pourtant, le temps qui leur est consacré est une donnée importante de la qualité des soins[2].

Une étude souvent citée sur le temps de parole des patients laisse rêveur : lors d'une consultation, les médecins redirigent les propos du patient après 23 secondes en moyenne[3]. Or le monologue par le patient en début de consultation est essentiel, c'est le moment où il dit pourquoi il vient[4]. Selon une autre étude[5], les patients ne parlent pas plus de deux minutes lorsqu'ils ne sont pas interrompus, donc pas de risque d'encombrer toute la consultation de choses inutiles. Juste deux minutes!

En fait, les médecins ont acquis des stratégies pour gérer le temps de la consultation, ils interrompent le patient rapidement et le redirigent vers ce qu'ils considèrent a priori comme important, craignant de perdre la maîtrise de leur temps s'ils le laissent parler sans contrôler le récit.

Plusieurs études insistent sur le fait qu'une bonne communication nécessite du temps, même si le temps ne garantit pas une meilleure communication[6]. Combien de temps le patient est écouté dépend nécessairement du temps consacré à la consultation. Et ce temps doit se répartir en plusieurs moments importants : écoute, examen clinique, explicitation, prescription éventuelle.

La durée de la consultation est influencée par la complexité de la situation, le degré d'intrication avec des problèmes sociaux ou psychologiques, le sexe du patient et celui du médecin. Des chercheurs néerlandais et belges ont sélectionné des généralistes de six pays européens travaillant au sein de différents systèmes de santé. Ils ont procédé à l'enregistrement vidéo de 3 674 patients venus consulter leur médecin traitant ; la durée moyenne de la consultation était de 10,7 minutes[7]. D'autres études sur la longueur des consultations ont été menées en Europe et aux États-Unis. En Europe, les consultations sont les plus courtes en Allemagne (7,6 minutes) et en Espagne (7,8 minutes) et les plus longues en Belgique (15 minutes) et en Suisse (15,6 minutes), aux États-Unis et au Canada les durées sont similaires (16-17 minutes)[8].

En France, la durée moyenne de la consultation de médecine générale varie de 14 à 19 minutes, selon la méthode de mesure utilisée (appréciation globale par le médecin lui-même ou par un tiers, mesure objective par séance ou temps moyen pour un ensemble d'actes[9]).

En fait, la perception de la durée et la durée réelle ne sont pas superposables, car une bonne consultation donne l'impression d'avoir duré longtemps. L'augmentation de la durée de consultation est corrélée à l'augmentation de la satisfaction du patient. Quand le patient est satisfait, il surestime la durée de consultation (3 minutes de plus), quand il est insatisfait, il la sous-estime[10]. Ce qui veut bien dire qu'il est possible d'effectuer une consultation courte mais qui donne satisfaction, car l'ensemble des éléments apportés auront été entendus et pris en compte si l'écoute a été adéquate, quitte à reporter à une autre consultation certains points. A contrario, une consultation peut être longue, mais vécue comme insuffisante si les plaintes principales, formulées ou non, n'ont pas été reçues.

Courir

Pour sa maladie chronique, Pierre reçoit chaque mois des plaquettes et des injections d'un médicament qu'on lui a dit miracle, des immunoglobulines, quelque chose comme ça. Il se rend à l'hôpital le mardi, en général, et rentre chez lui en fin de journée s'il a bien supporté les injections. Sa femme, Hélène, n'a pas besoin de l'accompagner, elle le retrouve après le travail. Ils se sont habitués à ce rendez-vous mensuel, ils en parlent tranquillement en dînant.

– Tu étais seul dans ton box aujourd'hui ?

– Non, il y avait un monsieur tout jeune, qui avait l'air effrayé…

– Vous avez un peu bavardé ?

– Non, il m'a demandé s'il pouvait appeler sa femme avec mon portable, et le médecin l'a un peu secoué en disant qu'il fallait arrêter de téléphoner, mais il avait l'air très mal.

– Comment ça s'est passé, les perfusions ?

– Oh ! comme d'habitude. Je n'ai pas eu de vertiges du tout, mais j'ai attendu longtemps, j'ai cru qu'ils ne trouvaient pas mes poches, enfin je n'ai pas bien compris ce qui manquait.

– Ah bon…

– Ils avaient l'air plus débordés que d'habitude.

– Et le médecin ? Tu l'as vu ? Tu lui as dit pour tes maux de tête ?

– Je n'ai pas pu, il est passé à peine une minute, il m'a juste dit que mon bilan était très bon. J'ai pas voulu lui parler de ma tête…

– Mais ça ne peut pas attendre la prochaine fois !

– Si, ça va attendre, je lui dirai quand je le reverrai dans quatre semaines… En fait, non, la prochaine fois, j'en vois un autre, car lui n'est pas là, ce sera un médecin que je ne connais pas vraiment… Ça a l'air toujours compliqué, leur organisation.

– Mais tu avais dit que tu demanderais si tu pourrais prendre un peu plus de médicaments pour te soulager…

– J'en ai parlé à l'infirmière, elle m'a dit d'en parler la prochaine fois. Puisque mon bilan est bon, il n'y a pas de quoi s'inquiéter. Le bilan, pour eux, c'est la bible…

– Tu aurais dû insister… Tu es quand même gêné par les douleurs.

– Je n'ai pas voulu courir après le médecin. Tu sais, chaque fois que je le vois, il me dit : « Tout va bien » et il court… Je n'ose pas, vraiment je n'ai pas osé.

Hélène ne dit plus rien, elle soupire. Elle s'est mis à compter en silence le nombre de fois où Pierre, ces derniers mois, lui a raconté la même scène. Elle n'arrive même pas à se rappeler quand il a pu parler tranquillement à son médecin. Impossible de se souvenir. Le mardi, lorsque Pierre revient de l'hôpital, il raconte la petite histoire du médecin et de sa blouse blanche qui courent de chambre en chambre.

Des travaux ont étudié le lien entre la longueur des consultations et la qualité de la prise en charge. Une synthèse britannique fondée sur quatorze études mentionne qu'un temps plus long de consultation entraîne moins de prescriptions, des conseils sur le style de vie et la promotion de la santé, une meilleure reconnaissance des problèmes psychosociaux, une meilleure observance des traitements et une augmentation de la satisfaction des patients[11]. A contrario, il apparaît que les médecins qui réalisent les consultations les plus courtes prescrivent plus de médicaments, font moins de prévention. Et surtout, le nombre de visites à quatre semaines après la consultation est important[12]. En fait, il apparaît qu'une visite de moins de quinze minutes serait associée à une moindre qualité (plus de médicaments prescrits, plus d'examens complémentaires, plus de consultations)[13]. Des données qui devraient faire réfléchir les institutionnels de la santé !

Formidable de vous voir comme ça !

Dans la salle d'attente au sixième étage de cet hôpital renommé, les tables basses sont vides. Pas une revue, pas un journal, la fontaine à eau est vide aussi, la porte des toilettes grince chaque fois qu'un patient entre ou sort. Il est 11 heures, Claire était convoquée à 8 h 30. Elle a fait son bilan, son électrocardiogramme, sa radio des poumons, elle a vu la secrétaire qui l'a prévenue, le Dr Lunessier est très en retard, un problème dans le service. La salle d'attente s'est remplie lentement.

À 11 h 45, le médecin surgit, le visage fermé.

– Allez, on y va…

– Bonjour, docteur.

– Bonjour, venez avec moi, je suis très en retard !

Le bureau est petit, en désordre.

– Je dois laisser la porte entrouverte, un collègue doit me déposer un dossier. Je suis en retard, je n'ai pas de cadre aujourd'hui, elle est en remplacement dans un autre service, deux semaines dans le désordre… Bon alors comment ça va ?

La porte s'ouvre dans le dos de Claire qui sursaute, une femme en blouse blanche tend un dossier très épais. Sans un mot, le Dr Lunessier se dresse pour le récupérer.

– Merci, je m'en occupe. J'appelle la réa et je te dis. Alors... je vais regarder vos résultats, ils doivent être affichés.

– L'infirmière m'a dit qu'ils étaient bons, dit Claire doucement.

Le regard collé à son écran, le médecin pianote sur son clavier; les codes d'accès lui résistent, l'obligeant à recommencer trois fois.

– Bon, ça y est... C'est ça, tout est bon. Je vous l'avais dit : trois mois et c'était gagné... L'électro est normal aussi.

– Mais, docteur, j'ai des douleurs encore la nuit.

– Je vais écouter tout ça. Je vais vous examiner quand même. C'est pas parce que le bilan me va que vous allez repartir comme ça.

Claire retire sa chemise, le médecin se lève de son bureau, le stéthoscope en avant. Il écoute les bruits du cœur, puis des poumons, lentement, les yeux fermés. Une fois qu'il a relevé la tête, Claire essaye à nouveau :

– La nuit, ça me gêne encore... souvent.

– Oui, ça arrive.

– Quand c'est comme ça, je suis obligée de m'asseoir.

– Eh bien, asseyez-vous, et recouchez-vous.

– J'ai un très mauvais sommeil, en fait.

– Allez, faut pas se fixer sur ce genre de choses, le cœur va très bien ! Bravo, c'est formidable de vous voir comme ça ! Je suis désolé mais je dois régler une urgence... On a fini pour cette fois.

Dans le couloir, Claire regarde sa montre : six minutes de consultation, trois heures d'attente, deux heures de déplacement. Elle a un rire nerveux, se promettant qu'elle ne reviendrait pas.

La sensation d'être écouté, même pas longtemps, permet de se sentir compris, donc mieux soigné[14], point central de la satisfaction des patients.

À l'hôpital, des études de satisfaction structurées par l'administration sont réalisées, mais elles ne considèrent pas l'écoute, ne questionnent pas le point de vue des patients sur la façon dont ils ont été écoutés. Elles cherchent à obtenir un panorama de ce que les patients pensent de l'hôpital. Par exemple, dans le rapport d'activité de la Commission centrale de concertation avec les usagers 2011-2014, qui mesure l'évolution de la satisfaction des patients, sur plusieurs dizaines d'items, il n'existe aucune question sur l'écoute[15]. On leur demande si on a respecté leur intimité, si on a parlé devant eux comme s'ils n'étaient pas là, si on les a bien informés, etc., tout ça étant évidemment légitime, mais rien sur l'écoute ; on l'oublie.

Tellement pas grave

Antoine est un homme actif, très actif; il aime vivre pleinement, depuis toujours. Mais voilà qu'une banale infection pulmonaire a suspendu son rythme bien malgré lui. Au début, juste quelques jours de gêne, et la conviction que cela n'allait pas durer. Mais une complication s'est produite, au bout d'une semaine, une inflammation de l'enveloppe de son cœur. Des douleurs très fortes dans la poitrine, un essoufflement tenace et une fatigue insurmontable. Le cardiologue rencontré en urgence l'a prévenu : ce n'est pas grave, mais c'est pénible, il faut se reposer, vraiment, beaucoup. De toute façon, à part rester couché, Antoine ne peut rien faire. Les semaines passent, répétitives. Les douleurs s'améliorent, mais il ne peut pas marcher plus de vingt mètres, il y a cette fatigue incoercible, irréelle pour lui, et il s'essouffle. Antoine voit son moral flancher lentement, il ne supporte pas de se retrouver dans cet état. Il a un traitement à prendre qui n'est pas encore complètement efficace.

C'est la visite de contrôle. Un électrocardiogramme, une échographie du cœur, une radiographie des poumons, une prise de sang. Une matinée dans le couloir du service de cardiologie et, au sous-sol celui, de la radio. Les déplacements sont très courts, quelques pas, et heureusement il y a l'ascenseur, mais tout fatigue Antoine, qui se voit comme coincé dans un mauvais voyage en vieillesse. Le cardiologue a souri en regardant rapidement les documents d'Antoine.

– Tout ça est très bien !

– Ah ? Pas vraiment : je ne peux rien faire…

– Mais tout est normal, c'est sur la bonne voie !

– C'est vrai que j'ai moins mal, mais j'en peux plus de cette fatigue, je ne sens pas le mieux.

– Si, ça va mieux, c'est long, mais c'est mieux !

– Moi, j'en peux plus. Je ne peux pas retourner travailler dans cet état, je voudrais travailler…

– Non, il n'est pas question de reprendre, on attend encore. Bon, on se revoit tranquillement dans un mois. Il faut rester au repos ! Mais vraiment tout est normal. C'est bien, tout est normal !

– Ah…

De retour à la maison, couché sur son canapé, à chercher son souffle, Antoine rumine. C'est normal… Tout va bien, c'est très bien, c'est la bonne voie, vraiment tout va bien… Il va finir son mauvais voyage en vieillesse sans retourner voir le médecin, ça n'a pas de sens, il doit se débrouiller avec son inflammation « tellement pas grave »... Il n'a qu'à bien se souvenir que tout est normal.

3.

En parallèle

À l'hôpital, progressivement, on a vu se développer des stratégies de réponse aux défauts d'écoute. Mais ces stratégies de suppléance, de redistribution de la fonction d'écoute font écran à l'enjeu central : les médecins n'écoutent pas suffisamment. On a mis en place des spécialistes désignés, des espaces de consolation, pour accueillir à la marge l'attente repoussée des patients qui ont besoin d'être écoutés. Il y a ainsi des préposés à l'écoute : les infirmières, aides-soignants, psys en tout genre, paroissiens, bénévoles, membres d'associations de malades, médiateurs. Tous ceux-là sont désignés, repérés : ils assument l'écoute. Aux États-Unis, une étude a comparé la performance hospitalière telle qu'elle est ressentie par les patients et le niveau des indicateurs exprimant de manière objective la qualité des soins[1]. Le taux de satisfaction est plus faible dans les hôpitaux où le nombre d'infirmières présentes par patient et par jour est le plus réduit.

Peut-être que ce sont les délégués de l'écoute qui rendraient les soins plus humains. Par la qualité de leur présence, ils sauvent l'hôpital.

Questions pour un champion

Un grand bureau sur un rez-de-jardin. Les locaux sont neufs, très lumineux, le service a été refait l'année précédente, un service de pointe. Le médecin chef est une sommité, on le dit très brillant ; pas très causant et plutôt glacial, mais on s'en contente, il fait des miracles. Maxime est impressionné.

– Déshabillez-vous, je vais vous examiner. Je n'ai pas encore lu votre dossier, je veux me faire mon idée.

La sommité palpe l'abdomen, écoute cœur, poumons, regarde la peau, examen neurologique complet, questions brèves, réponses brèves :

– Vous prenez quel traitement en ce moment ? Le dernier scanner date de quand ? La première poussée, racontez-la-moi.

Les réponses doivent être « informatives ». Maxime ne raconte rien spontanément, il répond, suivant le guide suprême. Tout ce qui n'est pas demandé n'existe pas, n'est pas digne d'intérêt, il n'y a de signe qu'en réponse aux questions du médecin. Une trentaine, posées sans jamais vraiment regarder Maxime, en réfléchissant, les yeux mi-clos parfois, en regardant les IRM, les bilans, les courriers. Le médecin cherche, il pense. Il est la médecine. Superbe médecine sans rencontre.

Maxime, lui, patiente, et ne répond que si on lui parle. Il n'oserait aucune phrase inutile. D'ailleurs, il n'a rien à dire, il n'a rien envie de dire. Il est certain que le médecin se débrouille très bien avec les questions précises qu'il pose.

Un bon dossier informatique ferait peut-être aussi bien l'affaire ?

Maxime croit comme beaucoup que ce médecin-là est un champion, et qu'après tout s'il est désagréable ce n'est pas un si grand problème, on peut sûrement être un bon médecin sans jamais regarder le patient, sans s'intéresser à lui, sans se tourner vers lui, il suffit de savoir poser les bonnes questions et de bien digérer les réponses, informatives.

Il y a un marqueur intéressant du défaut d'écoute, à notre avis, c'est le recours aux médecines dites non conventionnelles, complémentaires ou alternatives, telles que l'acupuncture, l'homéopathie, l'hypnose, qui reflète sans doute la recherche d'une médecine plus centrée sur le patient et reconnaissant la valeur de l'écoute dans les soins. Aux États-Unis, la plupart des auteurs de différentes études s'accordent sur le fait que 30 à 40 % dans la population générale et 70 à 80 % en cancérologie ont recours aux médecines complémentaires*. En Europe, 70 % des personnes ont eu recours au moins une fois dans leur vie à une pratique médicale « parallèle »[2]. Le taux passe à 80 % chez les malades d'un cancer[3]. En France, la moitié des plus de 18 ans reconnaissent avoir eu recours au moins une fois à une médecine complémentaire ; en cancérologie, on retrouve une fréquence de l'ordre de 52 %. Quinze millions de consultations de médecines douces par an en France[4].

Les patients y vont par désir d'une prise en charge globale (holistique) et la raison la plus souvent avancée est la recherche de plus d'efficacité sur les symptômes : ils se disent convaincus que cela leur fera plus de bien que les médecines conventionnelles[5]. Ce qu'ils trouvent, c'est

---

* J.-M. Dilhuydy, « Les médecines complémentaires et alternatives en cancérologie : traitements inéprouvés ou pratiques inapprouvées », 27e journées de la SFSPM, Deauville, novembre 2005.

plus d'écoute, une meilleure relation, et plus de temps pour la rencontre avec le médecin. Le temps passé en consultation est, en effet, un élément important dans la motivation à consulter en médecine non conventionnelle. En général, les consultations sont longues, entre une demi-heure et une heure. Le médecin cherche à ouvrir le récit du patient par de l'incitation verbale, le choix de postures corporelles et d'expressions du visage qui montrent de l'intérêt. La relation se déroule dans un climat pour donner envie au patient de parler de ce qu'il vit. Le principe même de ces pratiques médicales, c'est la reconnaissance que les solutions de santé n'existent que dans l'articulation entre l'expertise du médecin et les ressentis du patient. Il est important d'insister sur le fait que cette relation va au-delà de l'écoute silencieuse, même chaleureuse : c'est véritablement un mode de communication bienveillante, dans lequel le dialogue et l'écoute occupent une grande place[6].

L'entretien dans les consultations de ces médecines dites holistiques englobe par définition tous les aspects de l'humain : les questions sont orientées vers les symptômes physiques mais aussi psychiques, environnementaux, sociaux ; une large place est accordée aux manifestations dans le quotidien du sujet et à ses émotions, ce qui noue un dialogue approfondi entre le patient invité à parler de tous les aspects de sa vie et le médecin qui montre une volonté de compréhension des problématiques. Cet espace d'écoute permet de déterminer le remède homéopathique ou de choisir les points d'acupuncture adéquats, mais il a également un rôle thérapeutique en lui-même. Ces médecines complémentaires assument leur mission de soins, et pas uniquement de distribution de traitement. Elles savent qu'écouter, c'est du soin.

Anecdotes

C'est un déjeuner entre collègues de bureau, sur une terrasse ensoleillée. Les discussions concernent d'abord les résultats des élections, et puis on se met à parler de la santé des parents : certains se portent bien, loin de la médecine, d'autres ont déjà vécu quelques aventures médicales. Les anecdotes circulent. Lionel est très remonté.

– Mon père a été opéré d'un problème intestinal il y a quelques mois. Il a fait une espèce de réaction allergique à l'anesthésie, il était confus pendant

plusieurs jours, complètement à la masse. Ils l'ont laissé rentrer à la maison comme ça ! Ma mère était dans un état de trouille !... Et là, impossible de se faire entendre. Nous, on disait : « Dans son état, ça va pas être possible », et le toubib répondait : « Il va très bien, c'est rien, ça ira mieux chez lui. » Ma mère avait peur qu'il lui arrive quelque chose. Le médecin en a eu tellement marre qu'il lui a dit de prendre des calmants !

Sa voisine de table se met à rire, et prend vite la parole :

– Moi, j'ai accompagné ma mère chez son endocrinologue pour le cholestérol, c'était baroque !

– Ah bon, pourquoi ?

– Ma mère prend un médicament, ça fait longtemps mais elle le supporte mal, ça lui donne des douleurs aux muscles. C'est un effet connu, mais impossible de parler de ses douleurs. Au bout de dix secondes, la doctoresse lui dit qu'il faut absolument le prendre ; mais, en pratique, si ma mère ne marche plus, elle risque plus de problèmes qu'avec son cholestérol. Elle a 85 ans. Si elle reste couchée à cause de douleurs, ça va pas le faire. La doctoresse n'écoutait rien. J'ai compris que ma mère gère toute seule sa dose pour ne pas avoir mal. On aurait dit un sketch : elles ne parlaient pas de la même chose !

J'ai fini par demander gentiment qu'on trouve un compromis car sinon, ma mère, elle ne prendra plus du tout son médicament… J'ai l'impression que les médecins ne comprennent pas que le patient, lui, il vit les trucs, pour de vrai ! Il est donc assez bien placé pour en parler !

– Tu rigoles, c'est toujours le médecin le mieux placé pour parler de ce que vit le patient !

4.

L'écoute est un acte !

Pourquoi cette absence d'écoute dans le système de soins ? Il n'y a pas une raison, mais une constellation de raisons qui favorisent cette situation. On pourrait répondre rapidement que seul le savoir du médecin est valorisé et que le savoir du patient sur ses troubles est plutôt déprécié ; ce serait trop tranché, donc inaudible. Il faut aborder les raisons plus anguleuses, plus nuancées.

Si l'on regarde la scène, il y a la partie centrale, la plus intense, celle de la rencontre directe entre le médecin, le patient et sa famille. Mais autour d'eux, d'autres intervenants agissent sur cette relation, à plusieurs niveaux, comme des cercles d'influence concentriques jusqu'au cœur d'un oignon, le binôme essentiel.

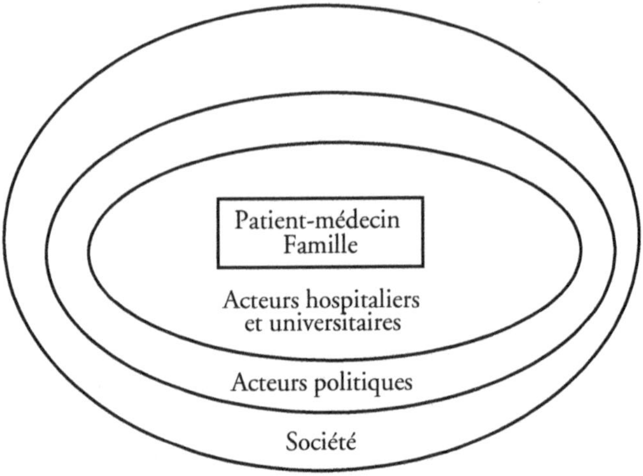

On pourrait se dire que c'est l'affaire du médecin de savoir, de pouvoir, de vouloir écouter son patient ; c'est aussi l'affaire de l'hôpital, des pouvoirs publics, de la société. Dans chaque cercle, on retrouve des facteurs qui viennent entraver l'écoute du médecin.

Les institutions hospitalières et politiques ne reconnaissent pas du tout la valeur de l'écoute. Elles se contentent d'organiser des lieux d'écoute annexes, suppléants, tout en déversant des discours sur le besoin de mieux accompagner les malades du cancer, par exemple, sans pour autant que les cancérologues assument mieux leurs missions d'accompagnement ; on crée par nécessité des lieux spécifiques, encore d'autres…

Pour l'hôpital et le politique, ce qui compte, c'est la supposée valeur économique d'un acte médical. Mais qu'est-ce qu'un acte médical ? Le système de soins, son financement par la Sécurité sociale reposent sur cette unité de base qui se décline en fonction des spécialités, des techniques utilisées, des gestes chirurgicaux, des pathologies. Un acte, c'est ce que le médecin va faire avec son patient : acte chirurgical, exploration radiologique, soins par matériel spécifique, traitement chimiothérapeutique, mode d'hospitalisation, etc. Quand un médecin reçoit un patient et qu'ils se parlent sans autre intervention médicale, c'est un acte de base codé consultation, la tarification de la consultation étant la base minimale de l'acte médical.

Dans le « faire » du médecin n'intervient pas la question de l'écoute comme acte. D'ailleurs, la psychiatrie n'est pas financée comme les autres spécialités, car un acte médical, en psychiatrie, n'a pas de sens, c'est un entretien, ce qui entraîne un statut en dehors de la tarification à l'activité lancée en 2004, qui repose sur une logique de mesure de la nature et du volume des activités à l'hôpital.

L'institution se centre sur une tractation économique : les actes médicaux sont codés et rémunérés, l'écoute étant une variable non reconnue. En poussant le raisonnement jusqu'au bout : si on écoute moins, on a plus de temps pour voir plus de patients et faire des actes qui rapportent. Un médecin est efficace s'il est économiquement efficace. Il doit générer de l'argent.

Un certain nombre de praticiens s'élèvent contre ce modèle qui annule la place de la relation de soins dans tout le processus. Mais ils ne font pas le poids, les autres ayant cédé, engloutis.

Il faudra bien assumer de reformuler ce qu'est un acte médical en le recentrant sur la place de la relation comme levier du soin. Il faudrait se souvenir du code de déontologie médicale, pour commencer : l'acte médical est un acte humanitaire et le médecin doit toujours chercher à soulager la souffrance physique et morale…

Erreur

Le Dr Bouterlan est un ancien du service, trente ans qu'il est là. Il a vu passer deux chefs de service et n'a jamais modifié ses habitudes. Mais il y a deux ans, la direction a demandé d'augmenter le nombre de consultations, les créneaux devant passer de trente à vingt minutes. Le Dr Bouterlan a été très fier de raconter qu'il voyait parfois quarante patients par jour. Une prouesse. Il vantait ses talents de communicant : « Je sais toujours expliquer au patient, j'ai suivi une formation universitaire sur la communication, c'était formidable… »

Mais ce matin de septembre, le Dr Bouterlan est convoqué par son chef de service. Plusieurs de ses patients ont été vus par d'autres praticiens pendant ses congés d'été.

– J'ai repris moi-même les dossiers, il y a quatre erreurs diagnostiques graves…

– Ce n'est pas possible !

– Écoute, c'était des cancers, pas du psoriasis.

– Il y a des plaintes ?

– Je te demande de m'expliquer comment tu as fait.

– Je n'ai pas vu…

– Tu n'as rien écouté de ce que le patient racontait ? Ce sont des histoires typiques de cancer, pas de psoriasis !

– Je ne sais pas… je ne sais pas.

– Tu vas trop vite.

– Ah mais ça, c'est à cause de la durée de consultation : je peux pas faire bien.

– Alors tu arrêtes de claironner que tu vois quarante patients par jour !

– Il va y avoir des plaintes ?!

C'est la chute du roi de la consultation.

La société – c'est-à-dire nous, les citoyens – reconnaît la valeur de l'écoute. Elle réclame de l'écoute, puisqu'elle plébiscite des espaces qui la valorisent, comme les médecines complémentaires, tout en laissant l'hôpital s'installer dans la dérive de la non-écoute. Chaque patient rêve d'un médecin qui écoute, pourtant tout le monde se soumet à cet état de non-écoute. Personne ne s'élève pour dénoncer que si on dévalorise la fonction de l'écoute dans la relation patient-médecin, on perd l'efficacité des soins.

À côté de ce glissement du sens fondamental de ce qu'est l'acte médical, il est une obsession, celle de l'information rendue. Communiquer et informer sont devenus les dadas de l'institution hospitalière. Il faut que le patient sache ce qu'on va lui faire, comment, selon quels risques… et qu'il donne son consentement libre et éclairé. Le médecin doit être capable d'informer avec clarté. Évidemment ! Mais il se retrouve alors plongé dans des échanges irréels, à informer des patients qu'il a à peine écoutés et dont il n'a pas acquis la confiance. Comment donner des informations de qualité quand on n'a pas ou peu écouté? L'information tous azimuts est le masque du manque d'écoute. On peut facilement imaginer que cette obsession de l'information est une manière pour le médecin et l'hôpital de se prémunir contre la judiciarisation : «Je vous avais informé des risques et vous y avez consenti, vous êtes donc responsable», ou bien : « Je ne suis pas responsable. »

Une autre question concerne la représentation des compétences du médecin. Pour les institutions, un médecin compétent, est-ce un médecin qui a une compétence relationnelle dans la qualité d'écoute qu'il déploie? Non. Pour nos cercles institutionnels et politiques, ce n'est pas un critère.

Et pour l'institution universitaire, la qualité d'écoute d'un médecin n'est pas un critère de sélection des médecins ou d'évaluation du parcours professionnel. Les enseignements sur l'écoute ne sont pas homogènes, chaque faculté décidant du contenu des cours de psychologie ou d'éthique médicale. Le plus souvent, la question de l'écoute n'est pas individualisée mais diluée dans la communication, ce qui n'est pas la même chose.

Un médecin compétent, c'est celui qui guérit. Or la guérison est affaire de nuances. Les Anglais possèdent trois mots pour décrire ces nuances du soin et de la guérison : *cure*, *care*, *heal*. D'un côté, la médecine basée sur les preuves, qui vise à identifier et à recommander des thérapeutiques efficaces, plaçant la médecine dans une perspective de guérison (*cure*). De l'autre, le soin apporté au vécu de la maladie, à son retentissement pour la personne malade (*care*). Cet aspect reconnaît à la médecine sa volonté de soulager, cicatriser les souffrances et les blessures de la vie (*heal*). Si les soins infirmiers ont depuis longtemps assumé la place du *care*[1], les médecins sont tiraillés entre une vision collée aux progrès de la médecine, dont les patients doivent bénéficier absolument – on donne les meilleurs traitements – et une vision qui reconnaît qu'un bon traitement est ancré dans une approche globale du patient. Écouter son patient, c'est prendre sa part du *care* (prendre soin) et du *heal* (soulager). Bien loin de la vision de l'acte médical des tutelles…

Tu consentiras

La dernière fois, le chirurgien avait été retenu au bloc opératoire par une urgence, le rendez-vous avait été annulé. Cette fois, il est bien là, dans son pyjama vert, blouse ouverte et sabots de plastique aux pieds. Au moment de s'asseoir, un bip retentit, il répond tout de suite :

– Il faut rappeler l'anesthésiste. Je pense que c'est encore possible aujourd'hui. Je finis ma consultation et je remonte. Essaye de le trouver en attendant.

Marc est assis, impassible. Il ne s'est pas déshabillé.

– Je ne sais pas si je vous ai dit bonjour ! Je vais vous examiner.

Marc se prépare au toucher rectal, rapide, indolore, et insupportable. Mais quand c'est fait, c'est fait.

– Bon, la lésion à enlever est volumineuse. Les mesures à l'échographie sont là, vous voyez ?

– Ah oui, je vois… C'est impressionnant.

– Il faut tout enlever, il n'y a pas le choix. Je peux vous opérer à la fin du mois. Cela vous convient ?

– Ah ! d'accord…

– Vous allez signer tous ces papiers, je vais vous expliquer. Il y a des risques, à la fois pendant la chirurgie, et après…

Il faut de longues minutes au chirurgien pour énumérer les risques, immédiats, différés, les problèmes d'infection, de caillot dans les veines, les difficultés pour uriner, les troubles de la sexualité, sans oublier les risques de l'anesthésie. Marc écoute attentivement le chirurgien qui lui fait rapidement des schémas pour bien lui montrer à quel niveau de son anatomie peuvent se situer la complication et son effet possible sur sa vie quotidienne. Le ton est didactique.

– Vous allez bien lire tout ça, vous rapporterez les documents signés. Vous avez des questions ? Je vous ai tout dit, je crois. On n'a rien d'autre à voir ensemble. Ça va bien se passer…

Marc sort de l'hôpital avec ses feuilles de consentement. Il doit consentir. À la maison, sa femme l'attend.

– Alors, il t'a dit quoi ?

– Il m'a dit que ce serait l'horreur.

– L'horreur ? Qu'est-ce que tu racontes ?

– Je ne vais pas me faire opérer, je ne veux pas. Tu verrais ce que je risque ! Je préfère me lever douze fois par nuit pour pisser.

– Mais tu lui as dit que tu ne voulais pas ?

– Je n'ai pas eu l'occasion, il ne m'a pas demandé ce que je pensais.

– Tu n'as rien dit!

– J'aurais voulu t'y voir : il me met un doigt dans le cul chaque fois qu'il me voit, et tu crois qu'après je peux lui parler de ce que je pense! Allez, basta, les conneries.

Le modèle de la relation patient-médecin a favorisé longtemps la mise en scène du patient qui n'est pas écouté. On connaît bien la figure du médecin paternaliste qui détient un savoir à transmettre à un patient infantilisé qui doit se soumettre. Ce modèle engendre une relation asymétrique entre celui qui parle de manière utile et celui qui aurait tendance à parler pour ne rien dire. Lorsqu'un patient consulte un médecin, il se présente avec de nombreuses questions, des attentes, des a priori et des idées bien à lui sur les causes de ce qui lui arrive. Tout cela n'est pas nécessairement très clair ni explicite, mais c'est là. Face au patient se tient un médecin qui lui aussi a ses a priori et son savoir. Le patient se fait une certaine vision de ce qu'est un bon médecin : celui qui guérit – ce n'est pas garanti –, au moins celui qui soulage. Pour le médecin, ce serait quoi, un bon malade? Celui qui fait ce qu'on lui demande ? Celui qui ne se plaint pas trop ? Celui qui ne demande pas à être écouté.

Le médecin détient le pouvoir potentiel de guérir, et il sait ce qui doit être dit. Lui seul sait. Par son savoir médical, la position qu'il occupe pour le patient, pour la société, il donne de la valeur ou non à ce qui doit être dit. Mais il y a des éprouvés, des données émotionnelles : où les mettre ? Quand en parler ? Pour dire quoi d'utile, de supportable, de nécessaire ? Et d'ailleurs est-ce qu'elles ont une valeur, ces données du vécu ? Elles apparaissent plutôt comme du bruit, de la gêne – pas une matière pour le médecin ; elles sont souvent considérées comme une entrave à la fonction médicale qui connaît la valeur des énoncés.

Dociles

C'est le jour de la visite. Mais en arrivant, le Dr Léoniel a trouvé un message du directeur de l'hôpital pour une réunion urgente. Elle appelle l'infirmière de la salle pour la prévenir que la visite se fera après et court au bâtiment de la direction. Le retour à l'équilibre financier a été voté par la commission médicale d'établissement, on a décidé de supprimer cent postes d'ici deux ans, on va regrouper les plateaux techniques, il faut faire des propositions de suppression de postes – secrétaires, infirmières, psychologues, pour l'instant pas les médecins, mais ce sera pour après.

La réunion est électrique, par moments franchement agressive. La direction prend la parole :

– Si vous ne proposez rien, on décidera seul. Tout le monde doit augmenter son activité et supprimer des activités peu rentables. L'éducation thérapeutique, par exemple. Quand une infirmière voit des patients pour leur apprendre à bien prendre leur traitement, ça ne rapporte rien…

La doctoresse n'en peut plus, elle connaît les bienfaits de l'éducation thérapeutique. Elle se tait. Elle a déjà vécu toute cette agitation il y a cinq ans, ils ont déjà connu cette guerre. Il n'y a pas de discussion possible, elle laisse se déverser les injonctions de l'administration. Elle essaye de rester calme, regarde sa montre. Le temps est contre elle.

C'est le début de l'après-midi : tout le monde s'est échauffé à l'étage, les patients attendent, les infirmières sont énervées, les commandes de médicaments vont être décalées.

La visite se fait au pas de charge, les internes se font reprendre à chaque occasion, et les patients voient passer en coup de vent celle qui était attendue comme le messie, qui lance dans chaque chambre quelques phrases rapides et mécaniques :

– Bon, vous pouvez sortir demain… C'est bien, on se voit dans un mois… Alors j'attends le scanner. Sinon on peut dire que c'est mieux cliniquement… Si vous continuez à pleurer comme ça, il faut demander à la psychologue de venir vous voir, il n'y a pas de raison de pleurer comme ça, la maladie est bien maîtrisée. Vous devriez avoir des projets. Ça vous ferait du bien, de faire des projets !… Je prendrai le temps de vous expliquer demain, je reviens demain, là je n'ai pas le temps. L'interne peut aussi vous expliquer… Le chirurgien va passer la semaine prochaine, et vous serez chez vous pour Noël, comme promis… Je vous ai déjà expliqué tout ça, pourquoi on recommence ? Je vais vous le répéter à chaque fois que je vous vois ?… Vous avez peur de quoi ? Allez il faut manger, marcher un peu, ça va vous faire du bien… Votre fils veut me voir ? Bon, je vais lui trouver un rendez-vous. Mais il faut que ce soit avec vous, je ne vais pas le voir sans vous, vous n'êtes pas gâteuse encore !

Les patients n'ont pas le temps de parler. Ils ont attendu, ils ne veulent surtout pas manquer une information importante. Ils essayent d'être le plus attentifs, le plus dociles possible. Après tout, quand le médecin vient, on n'a plus rien d'important à dire, ça peut attendre une autre fois. Mais toutes les autres fois se ressemblent, rapides, tendues, pressées, sans disponibilité.

Souvent, le patient renonce à s'exprimer face au médecin. Même s'il a prévu de dire des choses, face à la mise en scène pressée, contrainte, il renonce, en se disant que si c'était vraiment important le médecin l'aurait abordé. Quand le patient attend la visite, fragilisé au fond de son lit, tout entier pris par l'attente de ce qui va lui être dit, il prépare intérieurement une petite liste de ce qu'il voudrait dire au médecin. Mais quand la visite a lieu, au pas de course, subissant l'irruption de choses qui semblent toujours importantes, le patient démuni, infantilisé, ne dit plus grand-chose. Il sait qu'il ne doit pas trop parler, que finalement ce n'est pas le moment, d'ailleurs il sait que ce n'est jamais le moment, et il finit par se persuader que ce qu'il avait à dire n'était ni opportun ni utile.

Les médecins ont appris aux patients à renoncer à parler. Parce qu'il y a un malentendu essentiel, le médecin pense que trop parler ne sert pas.

Pour le patient, parler est un besoin : pas une lubie, une réelle nécessité pour être soigné. Le patient a un savoir irremplaçable sur ce qu'il vit. C'est comme ça, c'est à travers la restitution de ce qu'il vit que le médecin peut avancer. On a réussi à distiller chez les patients l'idée qu'il ne faut pas réclamer de l'écoute, que cela ne pourrait que se retourner contre eux. Si je parle trop, je gêne, si je demande de l'aide, je gêne, si je dis que j'ai mal, je me plains et je gêne… Alors face aux médecins « mal écoutants », de nombreux patients n'osent pas parler de ce qui les préoccupe, ils se censurent. Inquiets qu'on les guérisse moins bien s'ils exigent qu'on les écoute mieux, ils renoncent, pour être certains qu'on s'occupe bien d'eux. Convaincu que sa demande d'écoute est par nature excessive et incongrue, qu'elle risque d'irriter et de créer les conditions d'un rejet de la part du médecin qui, alors, ne le soignerait pas correctement, le malade se tait.

Les patients ne savent pas très clairement ce qu'ils demandent, mais ils demandent beaucoup : avoir moins mal, ne pas être seuls, ne pas avoir peur, pouvoir vivre comme si la maladie n'avait pas tout changé. Ceux qui supportent le mieux ce système institué de non-écoute sont ceux qui ont des ressources relationnelles par ailleurs : entourés, soutenus, ils trouvent le moyen d'être entendus, sinon ce serait intenable. Le malade se fond dans cette absurdité qui est de ne rien dire ou presque de ce qu'il vit, de ne rien dire qui pourrait être pesant. Pesant pour qui ?

Les médecins se sentent facilement investis d'une mission de guérison, mais ils ont une grande difficulté à s'approprier leur mission de soulagement et une incompréhension quasi totale de leur mission de consolation. Ainsi, on se retrouve plongé dans une scène incroyable : mon médecin ne m'écoute pas mais il est très bien, il va me guérir…

Internet est venu faire contrepoids. Maintenant, certains patients arrivent en consultation avec une forme de savoir qui vient temporiser la parole du médecin : ils se sont renseignés sur ce qui pourrait être énoncé. Internet introduit un tiers que le médecin doit écouter. Si le patient essaye de détailler ce qu'il vit, il risque de se faire interrompre, il n'y aura pas d'écoute. Mais s'il vient avec une contre-expertise médicale via Internet, le médecin subira cette présence tierce à écouter dans sa relation avec le patient.

Avec le déploiement du savoir via Internet, le

patient vient chercher le médecin sur le terrain même de la valeur de son énoncé médical : « Moi aussi j'ai un savoir médical, le voici, il est soutenu par le groupe, les malades, les familles. J'ai entendu que ce traitement était dangereux, que celui-là était efficace… » Puisque le patient ne parvient pas à faire reconnaître la valeur de son énoncé propre, celui de son vécu, de ses émotions, de sa réalité, il remet en cause le médecin, il a trouvé pour cela d'autres que lui, il peut se fondre dans un groupe qui devient évidemment audible, bien plus audible que le patient seul. Mais le patient en oublie son propre vécu, il s'efface derrière les éléments qui ne le concernent pas forcément mais au moins il parvient à capter l'attention du médecin. L'utilisation d'Internet faisant disparaître, à l'insu même du patient et de son médecin, la possibilité de dire les choses comme elles sont au profit de dire les choses comme d'autres les rapportent. Cela ramène de la connaissance au lieu d'entendre du vécu.

5.

Même en famille

Les familles sont vécues comme des entraves, pas comme des alliés. Elles auraient toujours l'air de revendiquer quelque chose ! Eh bien, ce qu'elles revendiquent, c'est qu'on les écoute, puisqu'on n'écoute pas le malade.

Vous pouvez attendre ma femme ?

Le bureau est face à la porte, la lumière qui vient du jardin de l'hôpital est belle. Simon a oublié les photocopies de son dossier, il espère que sa femme les verra en garant la voiture.

Le médecin a des lunettes épaisses, Simon ne voit pas ses yeux. Il se demande ce qu'il va pouvoir lui dire, il n'aime pas être seul avec les médecins. Une infirmière entre doucement et s'assied dans un coin du bureau.

– Alors, votre médecin traitant vous envoie pour une fébricule, c'est ça ?

– Une quoi ?

– De la fièvre pas très élevée ?

– Oui, c'est ça.

– Depuis quand ?

– À peu près deux mois.

– Vous pouvez me dire comment c'est arrivé ?

– Une nuit j'ai senti que j'avais chaud, et après j'ai trouvé que j'avais tout le temps chaud. Ma femme m'a dit : « T'es une bouillotte ! »

– Vous aviez pris votre température ?

– Non…

– Et avant de venir vous l'avez prise ?

– Non plus…

– Alors comment on sait que vous avez de la fièvre ?

– Le docteur me l'a dit.

– Mais, monsieur, est-ce que quelqu'un a pris votre température ?

– Euh… oui… je ne sais plus… ma femme, je crois.

– Vous avez des problèmes de santé ?

– Non, un peu d'hypertension, faut demander à ma femme.

– Là, est-ce que vous avez chaud ?

– Ben oui, comme d'habitude.

– On va prendre votre température.

L'infirmière se lève et lui glisse un thermomètre dans l'oreille. Impassible, Simon se laisse faire.

– 38,5, c'est de la fièvre, dit l'infirmière debout près de lui.

– Ah ! vous voyez, réagit Simon, soulagé.

– Venez, je vais vous examiner.

L'examen, long et silencieux, est suivi d'une dizaine de questions sur les antécédents, les traitements reçus, les voyages. Simon répond de manière évasive, inquiet de l'absence de sa femme, qui l'aiderait à être précis.

– Qu'est-ce qu'il a déjà fait, le médecin traitant, pour votre fièvre ?

– Une prise de sang, une radio des poumons, je crois.

– Elle est où cette prise de sang ? Et cette radio ?

– Dans le courrier.

– Ah oui, je ne les avais pas vues. Bon, en fait, quand c'est comme ça, il y a beaucoup de bilans à faire…

– C'est quoi ?

– Je ne sais pas, on va voir, ça peut-être une infection qui traîne.

– Ah…

– Je vais demander à votre généraliste un compte rendu de votre dossier, il vous connaît bien, il me donnera tous les éléments.

– Bien sûr… C'est pas facile, ça commence à me couper l'appétit.

– On va chercher, je vous prépare une liste d'examens à faire, et on fait le point. Je vais vous prendre en hôpital de jour, les examens iront plus vite, l'interne s'occupera de vous. Vous allez voir la secrétaire pour fixer une date.

– Et ma femme, vous pouvez lui dire ? Elle arrive, elle est allée garer la voiture. Vous pouvez attendre ma femme ?

– Vous lui direz tout vous-même, vous êtes capable de lui expliquer.

– Mais elle voulait vous voir…

– Elle verra l'interne quand vous viendrez en hospitalisation de jour.

La femme de Simon sortait tout juste de l'ascenseur. Elle connaissait son mari, il était timide, et pas du tout à son aise dans les hôpitaux, elle avait cherché une place, et voilà qu'elle retrouvait son mari incapable de restituer quoi que ce soit…

Les médecins semblent ne pas savoir quoi faire des conjoints, des parents, qui sont une contrainte supplémentaire et pas un atout. Pourtant, ils jouent aussi un rôle dans les soins, de soutien, d'accompagnement. Les familles sont précieuses à chaque étape d'une histoire de soins ; elles veillent, contribuent à faire en sorte que le patient se soigne bien, alertent sur des choses importantes : elles peuvent aider non seulement le malade, mais aussi le médecin à nouer une bonne alliance avec le patient. Or les familles sont trop souvent vécues comme un problème : elles sont trop présentes, revendiquent trop, elles ont peur souvent, et leurs inquiétudes viennent alors envahir la scène. Comme s'il fallait que le patient et sa famille apprennent à se contenir... En attendant, ils font l'apprentissage de ne pas pouvoir dire.

Sans famille

Henri est venu avec ses parents à la consultation. Sa mère, Élisabeth, le lui a demandé : elle n'a pas bien compris les explications la dernière fois, et elle se sent un peu perdue face aux choses qui vont leur arriver.

Chaque fois qu'Élisabeth parle de la santé de son mari, ne serait-ce que pour donner des nouvelles à ses amis, elle dit « on ». Tout le monde s'est habitué. Personne n'ose plus la taquiner. Les poumons de Lucien sont très malades. Ils ne respirent plus correctement, à tel point qu'il a fallu un appareil à oxygène, la nuit d'abord, puis même dans la journée.

Le problème, c'est qu'il n'y a pas de traitement pour empêcher la progression de cette maladie complexe ; rien à faire, à part éviter d'attraper des infections qui aggraveraient l'état des poumons. Le pneumologue qui s'occupe de Lucien est un spécialiste, il est plutôt jeune et assez sympathique.

Henri, qui travaille beaucoup, a eu un peu de mal à se libérer pour accompagner ses parents, mais il est là. Élisabeth, agitée, se lève et se rassied en attendant le médecin. Lucien est fatigué, il n'a pas d'énergie et ne voit pas l'état de sa femme. Henri est au téléphone avec un collègue. Il a encore quelque chose à régler, il essaiera de calmer sa mère après.

La secrétaire vient les chercher, le médecin va les recevoir. Élisabeth se tourne vers son fils :

– Tu écoutes bien, tu vas voir, c'est pas facile.

– Ne t'inquiète pas maman, ça va aller.

Tous trois entrent dans le bureau ouvert. Lucien a l'air absent. Le médecin s'étonne en les regardant passer la porte :

– Tout ce monde-là aujourd'hui ! Il se passe quelque chose ?

Élisabeth sursaute :

– Je voulais que notre fils soit là, il comprendra mieux que nous, on n'est pas bien du tout…

– Qu'est-ce qui ne va pas ? Les examens montrent que ça n'a pas évolué, répond aussi sec le pneumologue.

– Non, ça ne va pas. Dis-lui, Henri, on n'y arrive pas…

Henri se penche vers sa mère, il veut prendre la parole sans la brusquer :

– D'après ce que je comprends, il n'y a pas de traitement pour mon père, et c'est très difficile à supporter, pour lui, c'est sûr, mais aussi pour ma mère, qui évidemment s'inquiète.

– Je sais, votre mère est toujours inquiète, j'ai l'habitude. Je peux vous réexpliquer. Je l'ai fait plusieurs fois ces derniers mois, je pense que je le fais à peu près à chaque fois, mais on va recommencer, puisque vous êtes là.

Le pneumologue, excédé, reprend son souffle, sans regarder Lucien, à qui il ne s'est pas encore adressé. Il débite une explication en pesant ses mots, regardant Henri, et lui seulement. Mais Lucien vient de marmonner quelque chose en se penchant vers sa femme. Le pneumologue s'interrompt :

– Vous pouvez me parler à moi, ce sera plus simple, je pourrai vous répondre.

– Il dit que le sang dans les crachats, ça lui fait peur. On a toujours peur que ça s'aggrave brutalement, dans son sommeil, la nuit... On ne sait pas ce qui peut arriver.

– Maman, s'il te plaît, on parle de ça après. Je voudrais que le médecin continue de m'expliquer... Vous disiez ?

Le pneumologue soupire :

– Je ne sais plus où j'en étais.

Il se tourne enfin vers Lucien :

– Monsieur Mercier, il ne faut pas hésiter à venir à l'hôpital, si ça ne va pas. C'est pas la peine que votre femme s'inquiète pour tout, vous pouvez venir en urgence, si vraiment ça ne va pas !

Lucien se redresse :

– Mais je ne veux plus être hospitalisé.

– Oui, mais là, on va avoir du mal. Votre femme dit que ça ne va pas, votre fils vient aussi, et si je vous propose l'hôpital, vous ne voulez pas ! Faut savoir ce que vous me demandez...

Henri n'en croit pas ses oreilles :

– En fait, on demande surtout de pouvoir vous

parler de tout ça. Vous voyez, c'est ça qu'on vous demande…

Lucien se met à tousser très fort, Élisabeth s'affole et cherche son fils du regard. Le pneumologue pense au collègue qui lui disait ce matin même qu'il préférait quand les patients venaient seuls en consultation. Ils avaient même ri à cause d'une formule du genre : « Moi je les préfère sans famille ! » Voilà, exactement !

6.

Des émotions ?

Il faut sortir d'une vision caricaturale, selon laquelle le médecin se préoccupe de l'organe dont il connaît le fonctionnement et dont il traque les dysfonctionnements. Le médecin, souvent, s'intéresse à ces organes comme s'ils étaient des entités quasi séparées du sujet. Le médecin a un rapport pour le moins singulier à la biologie, à l'anatomie, au savoir médical, jusqu'à en oublier le patient comme un être humain, un corps entier qui ressent et qui, surtout, parle de ce qu'il vit. La maladie est une expérience unique pour chaque patient, or le médecin la néglige, il la voit comme un ensemble de données qu'il connaît, qu'il est capable de répertorier, de classer, de cibler, par un savoir transversal, son savoir médical imposant, qui dépasse et même annule l'expérience singulière du malade qui cherche à en parler.

En écoutant le patient, on légitime son vécu, on accède à ce qui est vécu, on peut, à partir du récit, explorer des aspects médicaux précieux ; par l'écoute on établit avec le patient un dispositif relationnel positif. Il ne s'agit ni de paternalisme ni de fusion émotionnelle. Il faut un espace de partage de l'expérience du patient, et cela passe par son récit pour que le médecin puisse faire son travail.

De plus, le médecin a souvent peur de se retrouver trop impliqué personnellement, raison pour laquelle d'ailleurs il préfère peut-être s'occuper d'organes.

Le médecin peut chercher à maîtriser les circulations émotionnelles, trop intenses, débordantes, mais il ne peut pas refuser l'écoute, sinon il dissout le soin. On ne peut pas se passer d'écoute sans dommages. Tout simplement.

L'implication personnelle est inévitable et elle se travaille. On ne s'improvise pas seul capable de bonne distance et d'écoute, cela s'apprend, et il faut du courage, le sens des responsabilités, de la prudence, pour se confronter au patient et aux émotions de son vécu.

Il n'est pas question de transformer chaque médecin en spécialiste de l'écoute, pseudo-psy en tout genre, mais de replacer l'écoute comme étape incontournable, modalité irremplaçable de construction de l'espace de soins.

Le problème, c'est que, pour l'instant, « écouter », ça passe presque toujours après tout le reste, on écoute le patient s'il reste du temps... après avoir examiné, prescrit, informé, etc.

Il existe une réelle difficulté pour les médecins à s'exposer aux émotions des patients : l'émotion n'est pas une préoccupation médicale, elle est mise à distance. Écouter, c'est s'exposer à ce que le patient parle (un peu, pas longtemps) de ses émotions. À part pour les psys, l'émotion est un problème pour les médecins, surtout quand elle est douloureuse ; ils ne savent pas quoi en faire, ils ne voient pas comment ils peuvent agir sur elle, ils se sentent démunis dans son accueil et dans son traitement. Ce qui entraîne la multiplication des prescriptions de psychotropes et de renvoi chez les psys en tout genre. Imaginons les malades dans des contextes chroniques, invalidants, ayant des inquiétudes sur la mort, sur la douleur, et ne pouvant pas aborder tout cela : dès qu'ils l'évoquent, ils se retrouvent avec un anxiolytique, un antidépresseur, une consultation psy.

La souffrance émotionnelle des malades n'est

pas assumée par les médecins, elle est repoussée, relayée vers d'autres. Sûrement pas par malveillance, mais par impuissance, qui se transforme en négligence. Pour les médecins, l'émotion est un parasite, pas une information ou une indication sur ce que vit le patient.

La plupart du temps, lorsqu'un patient exprime ce qu'il ressent, ce qu'il dit est reçu plutôt comme une plainte ; et un patient qui se plaint, c'est assez difficile à supporter pour le médecin. Parler de ce qu'on vit quand on est malade, c'est de la plainte…

Pourtant, dire qu'on a mal, comment on a mal, ce n'est pas se plaindre. Livrer ses angoisses, faire part de ses insomnies face aux mauvaises nouvelles, de ses douleurs liées au traitement, c'est donner des indices précieux sur ses besoins, ce qui est efficace, utile ou au contraire délétère dans les traitements reçus. Ce véritable savoir, même s'il passe par des émotions douloureuses, ne devrait pas être considéré comme une entrave. Par ailleurs, la technicisation de la médecine et la segmentation des spécialités entraînent les médecins à dénigrer les vécus complexes des patients.

Dans une de nos études, en cours de publication, sur le vécu des soins en cancérologie, nous avons interrogé séparément des patients, leurs conjoints et leurs cancérologues pour que chacun raconte comment les soins avaient été vécus, ce qui avait fait du bien, ou au contraire n'en avait pas fait. Les cancérologues interrogés ont rapporté qu'un bon patient, selon eux, était quelqu'un qui se bat, garde le moral, ne se plaint pas trop, est de bonne humeur quand on le voit. En somme, quelqu'un qui ne serait pas terrassé d'angoisse devant ce qui lui arrive et la mort qui vient. On est saisi qu'il soit aussi difficile pour certains médecins cancérologues d'accueillir la souffrance, au point de ne pas vouloir l'entendre.

La nuit

Annie et Mylène se connaissent depuis longtemps. Elles se voient quatre fois par an, pas plus, mais chaque fois avec plaisir. En ce début d'été, Mylène a envie de parler de son père : elles ne se sont pas vues tranquillement depuis janvier, quand il est tombé malade, et Annie a seulement su par téléphone qu'il a été emporté en deux mois par un cancer du poumon.

Mylène ne sait pas trop par où commencer. Annie

la regarde gentiment, elle ne veut pas la brusquer. Mylène se lance, sur un ton presque léger :

– On emmène ma mère en vacances. Elle va venir à la campagne avec nous, ça va lui faire du bien.

– Et tes enfants ?

– Ils partent demain chez leur oncle, pour une dizaine de jours.

– On ne s'est pas vraiment parlé depuis la mort de ton père…

– J'ai vécu une drôle de période, à l'hôpital surtout. Je crois que je suis soulagée qu'il soit mort ; c'était pas supportable de le voir partir un peu tous les jours.

– Le médecin a été bien ?

– Il a sûrement été très bien pour les chimiothérapies, mais il n'est jamais venu voir mon père tranquillement en deux mois. Il passait en coup de vent, disait trois phrases, un peu toujours les mêmes, et hop ! salut. Heureusement, les infirmières étaient adorables, avec ma mère aussi. Mais lui… un mystère de faire comme ça ! J'ai rien dit, ma mère n'avait pas l'air embêtée, et mon père, dans son état, il a tout supporté. Une fois, j'étais là quand le médecin est passé ; mon père a dit un truc du genre : « Je ne veux pas mourir maintenant… » Tu l'aurais vu,

l'autre avec son air sérieux ! Il lui a dit : « Allez, il ne faut pas parler comme ça ! » T'y crois, toi ? Moi, je pensais qu'il allait nous demander de sortir pour se poser un peu avec mon père, tu parles, il avait toujours un truc à faire : « Je dois finir des courriers », « Je suis en retard pour ma consultation », « J'ai une réunion importante… »

– Ta mère n'a rien dit ?

– Ben non… Personne ne dit rien. En fait, si les infirmières sont gentilles, t'as l'impression d'avoir une chance inouïe. Quant à savoir comment le médecin s'intéresse à toi… Je ne voulais pas inquiéter ma mère, ou stresser mon père, mais une ou deux fois, j'ai eu envie de gueuler. Je n'ai rien dit… j'ai fait comme tout le monde !

– Ton père, il s'en est plaint, lui ?

– Un soir, il a dit que la nuit il trouvait le moyen de parler un peu avec l'infirmière, et que plusieurs fois elle lui avait dit qu'elle transmettrait des choses au médecin, je sais pas sur quoi d'ailleurs, mais finalement jamais le médecin n'est venu le voir en disant : « L'infirmière de nuit nous a dit que… » Mon père était très angoissé, il avait du mal à dormir. Je pense que c'est souvent comme ça : il y a des infirmières adorables, des aides-soignantes adorables, et des médecins qui fuient…

Les médecins ont du mal à aborder le vécu des patients face à la maladie par crainte de mettre au jour des émotions ou des difficultés qu'ils ne pourraient pas contenir. Bien sûr, les médecins ne peuvent pas tout écouter, ce n'est pas possible, mais n'oublions pas que lorsqu'on laisse parler un patient, il s'arrête spontanément au bout de deux minutes.

Plusieurs spécialités n'ont pas le choix, elles ont à faire avec l'émotion ; cela ne veut pas dire qu'elles s'en débrouillent mieux, mais c'est là. La médecine générale, la cancérologie, la psychiatrie, les soins palliatifs doivent bien faire avec.

On entend tellement de discours sur l'empathie, la capacité à accéder au vécu des patients, à se le représenter. Mais pour être empathique, il faut pouvoir écouter, ne pas avoir trop peur de ce qui va surgir, comme les angoisses de mort, la diminution du corps, la perte des repères, le chamboulement des relations familiales et professionnelles. Si le médecin ne supporte pas d'entendre tout cela, il prive d'emblée le patient de la possibilité de le partager et de mieux le supporter lui-même.

Si elle pleure comme ça…

Mélanie a déjà eu plusieurs chirurgies du dos pour des problèmes insolubles de hernies discales. Depuis quinze ans, elle vit au rythme de ses douleurs et des opérations. À nouveau, ça coince, et son chirurgien voudrait prendre un autre avis. Il l'adresse à un rhumatologue spécialiste de la question.

Le rendez-vous a été pris plusieurs semaines à l'avance. Le jour de la consultation, c'est d'abord un interne qui reçoit Mélanie. Il classe les radios, les comptes rendus, prépare le dossier, fait remplir un questionnaire. Le rhumatologue recommandé arrive. Il salue et questionne l'interne pour avoir une synthèse de la situation, puis place les clichés sur le négatoscope.

– Il vous a opéré quand la dernière fois ?

– Il y a deux ans.

– Il vous propose de recommencer ?

– Il hésite. Il pense que c'est compliqué…

– Il a raison. Je pense qu'il faut vous mettre un corset.

– Un corset ? Comment ça ?

– Nuit et jour, sauf pour la douche.

– Mais c'est pas possible !

– Vous venez me demander mon avis, je le donne. Si vous ne le voulez pas…

– Combien de temps devrais-je porter ce corset ?

– Au moins dix-huit mois, madame.

– Oh non ! c'est pas possible !

Mélanie se met à pleurer. Elle n'a jamais imaginé avoir à porter un corset. Elle pleure quelques secondes sans pouvoir parler. Le rhumatologue se tourne alors vers son interne :

– Il faut la mettre sous antidépresseur si elle pleure comme ça…

La phrase résonne aux oreilles de Mélanie comme une sonnerie de fin de classe. Elle sait qu'il n'y aura ni corset ni antidépresseur. Elle va retourner voir le chirurgien qu'elle connaît, elle va voir avec lui, rien qu'avec lui. Elle fixe le sol en essuyant ses larmes.

Ce que l'on constate, c'est qu'il y a le plus souvent une volonté de maîtrise des affects, de mise à distance de l'autre et de soi, qui vient abîmer la relation entre médecins et patients. Pour renforcer cette mise à distance, on substitue des techniques médicales à la place du patient comme *sujet racontant*. On se fonde sur la conviction qu'on cherche « l'objectivité des données » en faisant fi justement du sujet. En se concentrant sur une vision des désordres biologico-morphologiques, on renforce la croyance dans les examens complémentaires, seuls porteurs de vérité sur le trouble. Ce n'est pas le patient qui raconte ce qu'il vit, ce sont les examens complémentaires qui proposent un récit de la maladie. Silence ! Il n'y a presque pas besoin de parler : « Tout se voit au bilan ! » Le médecin croit savoir quel bilan demander, et on attendra d'avoir vu quelque chose au bilan pour expliquer. Pas de récit utile. Porte fermée.

Cette situation s'appuie sur l'idéalisation d'une médecine mue par la quête du traitement validé, recommandé. Les médecins doivent donner des traitements efficaces. Soigner, c'est faire disparaître la maladie. Et les médecins croient très bien savoir comment repérer les maladies. Le patient passif fait confiance, le médecin actif donne l'impression de maîtriser les étapes d'une exploration fondée sur « l'examen complémentaire », icône de la médecine. Et dans tout ça, on peut presque se passer de parler.

Un patient difficile a toujours besoin d'un psychiatre

Du fait de son diabète très mal équilibré, Martin a fait des malaises, d'abord la nuit et puis deux fois en pleine journée. Il a perdu connaissance au travail et s'est retrouvé aux urgences. Sa diabétologue habituelle a été appelée plusieurs fois ces derniers jours à cause de ce patient.

Il n'est pas toujours commode, Martin, il se braque, il n'est pas régulier. Mais aujourd'hui il est là comme prévu. La diabétologue commence par détailler à haute voix les données biologiques, elle a compté le nombre de malaises des dernières semaines, elle connaît son anarchie alimentaire, elle voit bien que ça ne va pas du tout. Elle est un peu lassée de ramer à contre-courant, de ne pas trouver d'accroche avec lui. C'est ce qu'on appelle un patient difficile. Il n'est pas désagréable, mais il ne fait pas ce qu'on lui demande. À chaque consultation, elle a l'impression de passer à côté, elle s'est résignée. Parfois même, elle espère qu'il ne viendra plus, qu'il déménagera, changera de médecin, pourquoi pas ?…

– Il faut suivre votre régime mieux que ça, bien faire vos injections ! Le graphique montre que c'est la guerre !

– Je sais…

– Vous allez finir par vous retrouver dans le coma !

– On me l'a dit, aux urgences.

– Alors il se passe quoi ?

– J'en ai marre de cette maladie…

– Peut-être, mais vous allez fusiller vos reins, vos yeux, vous savez tout ça !

– Je suis fatigué, c'est un problème.

– Vous êtes fatigué, aussi, parce que vous avez un diabète déséquilibré, et peut-être que vous êtes déprimé… Je vous envoie chez le psychiatre ? Il vous donnera quelque chose… Vous êtes déprimé, c'est ça ?

– Je ne sais pas.

– Je ne peux pas savoir à votre place… Vous avez des raisons d'être déprimé ? Vous allez prendre rendez-vous chez le psy, on ne va pas y arriver sinon.

Elle n'y arrivait pas. Ni à écouter Martin ni à lui parler. Le psychiatre ferait sûrement mieux l'affaire…

La difficulté pour le médecin est aussi celle-ci : que faire avec ses propres émotions ? où placer son humanité ? Entendre de la souffrance toute la journée, c'est sans doute intenable. De cela aussi il faudrait parler. Pour tous les soignants, la souffrance quotidienne est difficile à supporter, on ne peut pas tout prendre, et le médecin peut se sentir dépassé par ses propres émotions dans la rencontre avec un patient qui raconte ce qu'il vit. Il faut pouvoir se préserver, apprendre à accueillir et à assimiler.

Son humanité fondamentale est là, or il n'est ni formé ni accompagné pour assumer de manière supportable ses angoisses, ses doutes, ses propres enlisements face au vécu des patients. Rien de plus efficace qu'un rejet actif de toute forme d'émotions, puisque tout est lié ; dans la rencontre, ce sont deux humanités qui résonnent, mais la démarche médicale passe son temps à écarter l'humanité des protagonistes pour se sentir plus à l'aise dans la gestion du diagnostic et de la guérison. Une ineptie.

A.R. Hochschild a formulé la première une théorie sur le travail émotionnel[1]. On entend par ce terme la dépense d'énergie à laquelle consentent les travailleurs afin de supprimer et/ou de modifier substantiellement leurs émotions pour afficher des sentiments qui se conforment aux exigences posées par l'organisation du cadre de travail. En sciences infirmières[2], le travail émotionnel recoupe deux processus : la suppression d'émotions négatives comme la frustration, la colère, la peur et l'expression d'émotions non ressenties considérées comme appropriées dans un milieu de travail, par exemple, le respect. Les soignants et les médecins ont la nécessité de maîtriser leurs émotions, de les réprimer, voire de les modifier pour les rendre supportables à leurs collègues et à leurs patients[3]. Cette dépense énergétique crée des situations de tension interne et professionnelle, des adaptations de surface[4].

Là où il faudrait apprendre à accueillir à la fois les émotions du patient et les siennes, les médecins refusent, repoussent, se défendent. Au risque de s'en rendre malades. Pas de place pour l'écoute, ni du patient ni de soi. Cela ouvre sur trop d'incertitude et d'angoisse. Le médecin ne veut pas se laisser détourner de ce qu'il considère être sa démarche médicale, ni se laisser envahir par des dimensions émotionnelles dont il ne saurait quoi faire. Plutôt que d'avoir l'air calme et capable de supporter, il apparaît indifférent, voire glacial, incapable d'être présent à ce qui arrive. Et certains patients finissent par penser que c'est sans doute mieux pour leurs soins, si le médecin « se protège »...

Ainsi n'y a-t-il presque pas de place pour la souffrance des patients. Un patient ne peut pas attendre que le médecin soit là pour entendre sa souffrance, la soulager et assumer auprès de lui une place d'accompagnant.

Être malade est devenu un concept médico-économique, avec des procédures, des directives, de « bonnes pratiques », des recommandations ; et tout cet ensemble ne ressemble pas à ce qu'être malade veut dire pour le patient. La pratique médicale aime les troubles d'organe, elle supporte mal les malades. Tout est fait pour que la maladie soit un espace de rencontre codifié qui mette à distance le malade lui-même.

L'angoisse

Milieu d'après-midi, la visite est faite. Le Dr Léoniel va commencer sa consultation avec plus d'une heure de retard, elle n'a pas déjeuné, et on la cherche pour lui montrer des radios, arrivées après la visite, sur l'ordinateur. Elle doit prendre le téléphone des urgences et celui de sa chef de clinique, qui a dû partir donner un cours aux étudiants en médecine.

Elle pose les téléphones sur son bureau et fait entrer son premier patient. Maurice vient de fêter ses 56 ans, elle le connaît bien, c'est une visite de contrôle. Les téléphones sonnent à tour de rôle comme des automates. La discussion est hachée, c'est insupportable. Maurice sourit, gêné pour son médecin qui a l'air très tendu.

Il revient des États-Unis où il est allé voir son fils. Il est content de ce voyage, il se sent plutôt bien, mais il a vu de petites boules sur ses jambes, il les a remarquées en prenant sa douche.

La doctoresse entend encore le téléphone qui sonne ; « petite boule » a aussi enclenché une sonnerie à l'intérieur d'elle, elle a compris « nodule ».

Elle demande à Maurice de se déshabiller. Elle voit les petites boules, plus de dix sur sa peau. Elle comprend immédiatement que cela ne va pas du tout. Elle ne dit rien, une angoisse la saisit… Maurice la regarde :

– Ça recommence ? C'est la même chose ?

– On va biopsier.

– Ça ne me fait pas mal du tout.

– On va faire des examens, vous pouvez vous rhabiller.

Il y a beaucoup d'angoisse silencieuse, pour chacun. Elle le connaît bien, son patient, elle l'a sauvé il y a deux ans : sauvé. Elle se tait. Le téléphone sonne encore et emplit le bureau d'un écho pénible.

– Il faut que j'aille aux urgences… Je vous prescris le bilan, on se voit dans deux semaines.

– Ça va peut-être partir comme c'est venu ? J'ai

attrapé ça aux États-Unis ? C'est quand même pas la maladie qui revient ?

Maurice ne trouve pas le regard de son médecin, il attend qu'elle dise quelque chose :

– Monsieur Demani, on regarde tout ça, je vous donne un petit traitement pour ne pas vous angoisser trop avant la biopsie. Si ça vous fait du bien, vous pouvez en prendre le soir avant de dormir. Le psychiatre du service le prescrit facilement.

Rien n'allait, plus rien du tout. Ni pour la doctoresse ni pour Maurice. Il était sorti du bureau, les petites boules sur les jambes et une frayeur au ventre. À quelques pas derrière lui dans le couloir, sa doctoresse le regardait s'éloigner, le visage pâli par l'angoisse.

7.

Écouter, pour quoi faire ?

Une généraliste qui vient de prendre sa retraite apprend par une de ses anciennes patientes que le remplaçant ne l'examine pas quand elle vient en consultation : lentement mais sûrement, on va finir par mettre aussi le corps des patients à distance. D'abord, leur parole est inaudible, puis leur corps pourra devenir une donnée lointaine, objet d'examens complémentaires, découpé en tranches radiologiques, et on ne le touchera pas, on l'appréhendera avant tout dans sa douleur, son atteinte visible. Le médecin restera loin. Il faut résister à cela, il faut refuser cela. Mais pourquoi est-ce important d'écouter ? Parce que la relation médecin-malade est la base de la médecine. Il est intéressant que des processus aussi exigeants et contraignants que la démarche diagnostique et le projet de soins doivent se fonder sur un support aussi sensible que la relation entre un médecin détenteur d'un savoir qu'il entend mettre au service du patient et un patient, pris dans son intimité par le trouble à soigner, qui mieux que quiconque peut en faire le récit, sans savoir en trouver les causes ni les moyens d'en limiter les effets.

L'écoute sert à quelque chose, elle n'est pas une simple mise en forme, ni un surplus, elle est le levier même des soins, parce qu'elle permet d'accéder au vécu du patient, seul à savoir ce qu'il ressent, et parce qu'elle joue un rôle dans tous les aspects des soins prodigués. En dehors des situations particulières d'urgence vitale, qui bien sûr nécessitent une réactivité médicale spécifique, l'écoute doit intervenir à tous les niveaux d'un parcours médical.

De bonnes raisons d'avoir mal à la tête

Michelle connaît bien sa gynécologue, depuis vingt ans. Les grossesses, les séparations, les deuils, toute une vie qui se condense. À la visite de routine, elle se plaint de maux de tête qui durent et la gênent; parfois elle en vomit. La gynécologue ne s'inquiète pas, elle connaît Michelle, qui a une vie difficile et beaucoup de raisons d'avoir mal à la tête. Des migraines de stress chez une femme stressée, rien de bien méchant.

– Vous devez être particulièrement tendue en ce moment. Reposez-vous davantage, essayez de marcher, de faire la sieste.

Michelle continue d'avoir mal, des migraines insupportables. Son voisin se préoccupe de trouver les volets fermés parfois pendant plusieurs jours. Michelle tente de le rassurer : elle va aller voir son médecin traitant, mais il est en vacances. On lui recommande le service de consultations de l'hôpital tout proche. Elle obtient un rendez-vous.

– Ah ! les maux de tête, c'est compliqué. Bon, mais votre examen clinique est normal. Vous êtes peut-être déprimée ?

– Je ne crois pas. Je n'en peux plus de mes migraines, ça, ça me déprime…

– Vous dormez bien ?

– Pas vraiment !

– On peut essayer de vous donner quelque chose pour dormir.

– Je ne sais pas, mais il faut bien que ça s'arrête !

Michelle rentre chez elle avec une ordonnance de somnifères, et ses migraines continuent. Quelques semaines plus tard, c'est le drame, une rupture d'anévrisme, la chirurgie en urgence et le décès sur la table d'opération.

Il aurait fallu commencer par écouter vraiment, sans psychologiser, se faire décrire ce qui se passait, ne pas se contenter d'une certitude à deux sous. Michelle était stressée…

Diagnostiquer

« Si vous écoutez attentivement votre patient, il vous donnera son diagnostic », conseillait le Canadien William Osler au XIXe siècle. C'est une évidence qu'il ne devrait pas être nécessaire de rappeler : les symptômes doivent être racontés, ils ne sont pas uniquement à constater par l'examen clinique ; ils doivent s'inscrire dans un récit : depuis quand ? comment exactement ? la nuit, le jour ?… Seul le patient peut rapporter ce qu'il vit. Ces éléments fondateurs vont guider le médecin, à condition qu'il les écoute. La première étape de cette communication réside ainsi dans l'articulation subtile du temps et de l'espace d'écoute : il faut bien commencer par écouter le récit du patient, ses détails, ses phrases parfois apparemment confuses. Les mots qui décrivent les maux. Ce sont les éléments entendus, puis ceux observés dans un examen clinique minutieux qui vont tracer des lignes directrices vers le diagnostic, et justifier d'éventuels examens à proposer. Il n'est pas question de se précipiter tous azimuts dans une série d'examens, il faut commencer par relever dans le récit du patient des arguments orientant vers un diagnostic.

Informer avec justesse

Fondé lui aussi sur une écoute de qualité, le deuxième acte de la scène entre le médecin et son patient est l'information légitime qu'il doit délivrer. La médecine actuelle est obsédée par l'information du patient, afin qu'il soit capable de donner son accord sur son projet de soins, son consentement libre et éclairé. La loi Kouchner de 2002 a placé ce consentement au cœur des décisions médicales, avec le droit à l'information : « Toute personne prend avec le personnel de santé et compte tenu des informations et des préconisations qu'il lui fournit les décisions concernant sa santé*. » Et le Conseil national de l'ordre des médecins a apporté une précision plus qu'utile : « Cette information est basée sur une écoute attentive et sur un dialogue, en ayant toujours présent à l'esprit l'angoisse plus ou moins motivée du patient, associée à une surdité émotionnelle qui modifie les possibilités d'une compréhension qu'il est nécessaire d'évaluer lors d'entretiens ultérieurs. » « Les dispositions légales éclairent encore davantage l'importance de l'information et de l'écoute du patient tant au début qu'au cours de l'évolution de la maladie. La permanence d'une relation très ouverte médecin-patient permet de prendre en compte au mieux l'inquiétude du malade, le vécu de sa maladie et de son traitement, sa qualité de vie, en respectant ainsi ses interrogations et sa capacité d'exercer sa volonté à tout moment**. »

Pour informer correctement et vérifier qu'il a compris, il faut connaître le patient, se représenter

---

* Code de la santé publique, article L 1111-4.

** Dr B. Decanter, *L'information du patient, son importance, ses conséquences, droits et devoirs de chacun*, rapport de la Commission nationale permanente de l'Ordre des médecins, 2012.

sa manière de vivre sa maladie, ses attentes, ses inquiétudes. Il ne s'agit sûrement pas de délivrer une information stéréotypée, mécanique et déshumanisée, avant de faire signer des papiers. On ne peut pas parler de consentement libre et éclairé juste avant la chirurgie, l'anesthésie, la chimiothérapie, si les singularités de chacun n'ont pas été prises en compte, ce qui n'est possible que si le médecin accorde à son patient du temps et une écoute de qualité. Alors seulement le patient est reconnu comme un partenaire dans un contrat explicite.

Communiquer, informer, cela se construit dans un lien, fondé sur l'écoute. Une étude récente sur l'annonce des mauvaises nouvelles en cancérologie – présence de métastases, échec thérapeutique, recrudescence de la tumeur, découverte d'autres localisations – montre combien la difficulté réside, pour les médecins, dans la nécessité de s'adapter au patient, à sa famille, à sa manière de voir et de vivre sa maladie[1]. Il existe pourtant des outils de formation, des guides de communication pour améliorer l'annonce des mauvaises nouvelles – ce qu'il faut dire, comment, quelle stratégie adopter –, mais les cancérologues interrogés avancent que, dans la vraie vie, ces guides ne les aident pas : ils restent en difficulté face à la lourdeur de la tâche, sa charge émotionnelle et la nécessité de s'adapter. Pourtant, on ne peut annoncer une nouvelle qu'après avoir écouté un patient pour le connaître et savoir comment lui parler.

Adapter la thérapeutique

Évidence supplémentaire, pour adapter un traitement, il faut avoir accès à ses effets, bénéfiques et toxiques, qui ne sont pas simplement biologiques ou radiologiques : un traitement a des effets sur la douleur, la mobilité, l'appétit, le sommeil… Le patient doit pouvoir décrire toutes ces manifestations au médecin ; s'il n'est pas écouté, le traitement ne pourra pas être ajusté avec rigueur. Il y a les effets secondaires possibles connus, et les effets propres à un patient, ceux qui ne sont pas répertoriés mais sont vécus par lui. La plupart du temps, il n'y a pas de place pour cela : pas le temps et pas la volonté de prendre le risque d'ouvrir la brèche, comme si on pensait que ne pas parler des effets désagréables d'un traitement permettait de les tenir à distance et de continuer à le prendre. Ce qui n'est pas raconté n'existerait pas !

À ne pas vouloir connaître les effets bénéfiques ou toxiques des médicaments prescrits, la liste sur l'ordonnance des patients s'allonge, en particulier chez les personnes âgées, pourtant les plus précaires : dix à quinze médicaments leur font courir des risques d'interactions, d'induction de maladies, sans parler du déficit de la Sécurité sociale… Un acte de prescription médicamenteuse, aussi simple soit-il, ne doit pas être confondu avec le soin, d'autant que, réalisé sans avoir écouté le patient, il peut se transformer en acte dangereux, voire mortel !

Améliorer l'observance des traitements

Le manque de compliance à un traitement est un problème de santé publique important, qui augmente le coût de la santé, en raison d'aggravations cliniques, et crée une frustration pour le personnel soignant[2]. Or l'observance est liée à la compréhension, mais aussi à la qualité de la relation : les patients qui ressentent un véritable intérêt de la part du médecin suivent mieux ses recommandations. Il faut créer les conditions qui permettent d'impliquer le patient dans son traitement.

Une des clés pour favoriser l'adhésion des patients est l'échange sur le traitement proposé, en expliquant certes, mais aussi en se représentant qui est le patient, pour pouvoir ajuster ses arguments : plus d'écoute de ce qu'il vit et plus d'explications qui s'adaptent à ce qu'il peut et veut comprendre, permettent qu'il s'approprie son traitement[3].

Apaiser

« Guérir parfois, soulager souvent, consoler toujours. » Cet adage parfois attribué à Hippocrate définit la médecine. Il s'applique aussi à l'écoute, à sa fonction dans la rencontre du patient avec le médecin. Un patient qui est écouté va mieux, il a moins mal, il a moins peur, il se sent moins seul. Il se sent accompagné. La médecine est efficace si elle est apaisante, elle ne guérit pas tout, mais elle doit chercher l'apaisement, et l'écoute a des vertus de tranquillisation de l'angoisse, pas seulement pour le quotidien des psychiatres et des psychologues, mais dans toute relation d'aide et de soin[4]. Parce que l'écoute donne le sentiment d'être compris, les patients attendent de pouvoir parler de leurs émotions. Le médecin doit viser constamment cet équilibre entre accueillir ce que le patient vit et pouvoir travailler.

Il suffit de peu de chose pour rassurer des patients inquiets. Une expérience chez des patientes malades de cancer du sein a montré une réduction significative de leur anxiété quand les médecins expriment directement leur intérêt personnel pour leur situation, leur soutien émotionnel en leur touchant la main, tout cela en quarante secondes sur dix-huit minutes d'entretien[5].

L'empathie a aussi des effets significatifs sur les proches : la sensation d'avoir eu affaire à un médecin empathique fait chuter la dépression chez les proches des patients en phase terminale de cancers[6].

Améliorer la santé en général

Une bonne communication médecin-patient a des impacts positifs sur de nombreux critères de santé. Quand un médecin écoute pour recueillir l'histoire du trouble ou de la maladie et prendre des décisions qui impliquent activement le patient[7], cela a des effets sur certains paramètres biologiques et cliniques[8]. Des études montrent une amélioration des mesures physiologiques (pression artérielle, glycémie) ou des symptômes (douleur, stabilisation des maladies chroniques). Par exemple, parmi des patients souffrant de maux de tête, ceux qui ont l'impression d'avoir été écoutés sont plus nombreux à avoir pensé que leur mal de tête avait disparu[9].

Économiser et moins judiciariser

La répétition des examens complémentaires et des consultations représente un coût important pour l'assurance maladie. L'écoute adaptée du patient serait une des solutions à ce problème majeur, puisqu'il a été montré que les patients qui ont perçu que la consultation était centrée sur leur vécu se voient prescrire moins d'examens complémentaires et moins de consultations.

Dans les instances de médiation hospitalière, le premier motif de plainte est la relation :

l'impression d'avoir manqué d'écoute, de respect, de collaboration provoque le sentiment d'avoir été négligé, mis sous pression. Il apparaît même qu'en cas d'erreur médicale, les médecins perçus comme les plus chaleureux sont moins l'objet de poursuites judiciaires[10].

On peut chercher à promouvoir communication et satisfaction ; mais pour prévenir l'insatisfaction, ne pas judiciariser, éviter le nomadisme médical, la surconsommation de consultations et la multiplication des examens inutiles, il faut commencer par écouter.

Limiter le burn-out des médecins

Les effets de l'écoute sont sensibles sur le patient et sur le médecin lui-même. Chez les médecins, la prévalence du burn-out est estimée entre 25 % et 65 %, elle est donc deux fois plus élevée que dans les autres professions. Le burn-out ne touche pas seulement les réanimateurs, les médecins des urgences ou des unités de soins palliatifs, spécialités intuitivement perçues comme les plus à risque et ayant fait l'objet des plus nombreuses publications[11] ; toutes les spécialités sont concernées, quels que soient l'âge ou le pays d'exercice des médecins.

Les médecins exposés sont le plus souvent dynamiques, mobilisés par leur pratique, engagés auprès de leurs patients, presque trop empathiques. Ils prennent tout « en pleine gueule », jusqu'à la rupture. Il faut leur offrir d'autres conditions de travail et les aider à se protéger de façon pertinente. Outre la surcharge ingérable de travail, le burn-out est provoqué par un vécu d'incohérence de sa pratique. Dans un environnement qui n'écoute pas les patients et disqualifie l'écoute, les médecins engagés se sentent en marge d'un système qui ne reconnaît pas la qualité de leur engagement. Cela crée des situations incohérentes, de disqualification de sa propre pratique. Si l'on réhabilite l'écoute, comme un enjeu commun à tous, on redonnera un sens à la fonction médicale, une cohérence à la pratique médicale, et par là on limitera le burn-out des médecins.

Il n'y a que de bonnes raisons pour écouter, pour le patient, pour le médecin, pour le système de soins ; il n'y a aucune futilité dans la position d'écoute.

8.

Ça peut changer !

Imaginons la scène idéale pour un soin de qualité économiquement rentable : elle se déroule dans un environnement adapté ; le médecin se place dans une position d'accueil du patient et de son récit. Il l'invite à parler de ce qu'il vit, il ne l'interrompt pas prématurément, il s'appuie sur le récit pour construire sa réflexion diagnostique et thérapeutique, il explicite les informations à transmettre au patient et s'assure de leur compréhension pour un projet de soins construit ensemble, avec un consentement libre et éclairé. Tout au long de ces rencontres, le médecin s'intéresse à ce que vit le patient et à comment il le vit.

Pour rendre possible cette scène idéale du soin, il faut agir à plusieurs niveaux. D'abord, la prise de conscience des médecins est nécessaire. Être médecin, c'est assumer l'accompagnement d'une souffrance, et cette souffrance est d'abord l'objet d'un récit que le patient doit pouvoir faire. La pratique médicale quotidienne, c'est la souffrance, des corps, des émotions, des familles, ce n'est que ça, et la médecine a une mission d'apaisement, c'est bien cette mission que les médecins n'assument pas et pour laquelle ils ne sont pas formés.

Comment le médecin peut-il repérer la souffrance ? Là n'est pas la difficulté réelle. Si on laisse les patients parler de leur souffrance, le médecin sera tout à fait capable de se dire : « Ce patient souffre. » Ce qui l'entrave, c'est : quoi faire de cette souffrance ? Le médecin est-il compétent pour la transformer, pour apaiser ? Il l'est, sous certaines conditions. Un médecin doit apprendre qu'il y a des manières d'écouter qui rassérènent celui qui parle – et il ne s'agit pas de préconiser que tous les médecins se transforment en psys !

Les facultés enseignent des maladies d'organes, elles ne transmettent pas le savoir de l'écoute et de l'apaisement, elles font même croire qu'il existe une spécialité pour cela, la psychologie ou la psychiatrie. Heureusement, certains services hospitaliers ont engagé un travail de fond, afin que leurs équipes médicales soient en mesure d'accompagner les patients, sans repousser les difficultés. Il existe heureusement aussi des médecins qui prennent soin de la qualité d'écoute dans leur service, qui ont instauré des modalités concrètes de travail et d'accompagnement de leur pratique. Pas question ici de désigner des valeureux, bien sûr ils existent. Ils ont mis en place des groupes de travail avec des psychologues, ou des formations aux entretiens par des jeux de rôles, pour que les médecins expérimentent les ajustements individuels nécessaires, leurs propres émotions, quand ils doivent recevoir le vécu des patients. Parmi eux, il y a des généralistes, des cancérologues, des spécialistes du pancréas, des réanimateurs… qui depuis longtemps ont réfléchi à l'écoute des patients et de leurs familles, qui ont ajusté leur manière de faire au plus près de la parole singulière des malades, de ses aléas, de ses nuances.

Mais s'il y a des endroits où l'on écoute, cela dépend en fait du bon vouloir de chacun, de sa nature, de sa sensibilité, ce ne sont pas des enjeux de fond, des engagements structurés par les facultés, par les pouvoirs publics, ce ne sont pas des pratiques recommandées, uniformisées. Or il n'est pas acceptable que l'écoute repose sur des implications individuelles. Beaucoup trop de médecins ont intégré à leur quotidien le fait de ne pas écouter leurs patients, de ne pas pouvoir le faire, de ne plus essayer de le faire, de ne plus vouloir le faire, ou tout simplement de ne pas savoir le faire.

Il faut que les médecins reconnaissent qu'ils n'écoutent pas, et qu'ils n'y arrivent pas non plus parce que la pratique de la médecine, c'est trop de souffrance à affronter seul, avec sa propre humanité, sa propre affectivité.

Le premier levier réel de changement, c'est une prise de conscience au niveau du binôme médecin-patient. Il faut qu'ensemble ils refusent de poursuivre le dénigrement de l'écoute ; par la qualité de leur relation, ils doivent imposer ensemble aux pouvoirs publics, et à la société, une autre manière de faire de la médecine. Nous devons déployer notre énergie au lieu exact de notre implication[1].

Il faut reconnaître que la médecine va vers le chaos, en reconnaissant que nous nous laissons gagner par une vision dénaturée d'une médecine presque sans malades, sans souffrance qui s'énonce. Il faut aussi reconnaître que les médecins ne sont pas formés à l'écoute, ne sont pas soutenus pour l'être, qu'ils sont sans doute dépassés par la question de l'accueil de la souffrance des patients.

Il faut revendiquer de changer ensemble la pratique médicale, ce sera la seule façon d'adresser un réel message aux pouvoirs publics qui favorisent la négation du patient dans la structuration souvent absurde de leurs projets. Il faut que les patients et les médecins imposent le respect de la scène de soins, celle de l'écoute, que cette scène soit valorisée, et pas considérée comme une entrave au déroulement de procédures codifiées par une vision économique inadéquate. Ils peuvent imposer le changement, ensemble, d'abord entre eux, puis à l'institution et aux politiques de santé.

Il faut également que la société reconnaisse que les médecins sont des êtres humains qui doivent assumer la souffrance d'autres êtres humains et que cela n'est pas sans conséquence. Les médecins ont eux aussi leurs angoisses de mort, ils devraient avoir été formés pour être en mesure de travailler avec ces angoisses, au lieu de cela on les projette dans une relation complexe en leur demandant de s'en débrouiller avec leurs propres personnalités, et avec la chance ou la malchance de rencontres formatrices avec des aînés, qui leur ont donné des exemples d'écoute ou de non-écoute.

Un médecin ne sait pas la médecine, il sait les maladies, les traitements, mais la relation de soins, il la découvre et encaisse. Alors être dans l'évitement, dans la fuite face à la souffrance, est une réaction compréhensible.

C'est bien là qu'un angle précieux se dessine, la question de l'implication personnelle du médecin dans l'écoute du médecin. L'écoute du médecin devant la tension des émotions du patient et des siennes propres. Le médecin devrait être formé et accompagné de manière systématique à cette exposition. Pour l'instant, chaque faculté fait ce qu'elle veut, certaines se centrent sur la communication, d'autres sur la psychologie des patients, mais qui va accompagner et structurer les conditions pour que le médecin sache écouter, puis supporter et intégrer ce qu'il entend ?

Il faut que cette écoute s'assume, par exemple

dans la perspective de ce que Carl Rogers a développé, l'écoute active qui est le modèle le plus utilisé dans les médecines non conventionnelles. L'écoute bienveillante nous rend disponible à autrui et à son univers de codes et de significations… l'interlocuteur se sent compris et utilise son énergie non pas à se défendre ou à attaquer, mais à échanger, réfléchir et à trouver des solutions. L'écoute active est une approche centrée sur la personne[2].

L'entretien va promouvoir une approche globale (holistique) du patient, ne l'identifiant pas comme un organe ou une entité physiologique mais dans un contexte plus général, dans son corps, ses émotions, son environnement… Il permet de recueillir l'ensemble des inquiétudes et des plaintes pour cibler avec le patient les éléments pertinents à prendre en compte.

Il faut, une fois la prise de conscience, acter un changement de posture et se former à l'écoute, il ne faut pas renoncer à ce que les médecins sachent mieux communiquer avec leurs patients, mais cela débute par leurs capacités à les écouter. La bonne communication ça n'existe pas en soi, elle se construit à partir de l'écoute[3].

Tout d'abord il faut une disposition d'accueil, c'est une base, il faut être prêt à écouter. Cela demande un effort. L'attitude humaniste n'est pas un surplus, elle n'est pas une vertu supplémentaire. Être activement dans une position humaniste s'apprend, ce doit être une volonté pour être médecin. Les jeunes médecins ont une vision claire de leurs besoins, de leur désir de respect de leur vie privée, de leur confort, mais ils n'ont pas de point de vue sur ce que c'est d'être un médecin en terme d'humanisme fondamental.

La position d'accueil, c'est attendre que le patient puisse dire ce qui est important pour lui, et ce n'est pas au médecin de fixer a priori ce qui l'est. Il faut tout prendre comme cela est dit, après, progressivement, on évalue, on oriente, on clarifie, mais il faut d'abord accueillir ce qui est vécu comme cela est vécu et relaté.

Cela commence donc par installer une manière délibérément positive d'accueillir le patient, ce que les Anglais appellent « *welcome the patient*[4] ». C'est beaucoup d'énergie pour le médecin, ça demande d'être soi-même en forme, disponible, de pouvoir offrir une écoute résolument positive, pas pour faire semblant mais pour permettre que la relation de soins ait du sens. Accueillir, écouter, cela repose sur une volonté individuelle, pas seulement sur une affaire d'organisation, de contraintes, de réduction de moyens[5]. On doit certes en tenir compte, mais il faut imposer ce qui est important et nécessaire pour un système de soins de qualité, il faut revendiquer une responsabilité de l'écoute, réclamer une formation, un accompagnement pour assumer notre tâche de soignants.

Il existe des recommandations qui expliquent comment doit se passer une rencontre entre le médecin et le patient, par exemple :

– fixer ensemble, en début de consultation, les éléments importants à aborder;

– faire attention aux aspects émotionnels du patient;

– écouter activement;

– ne pas chercher à contrôler l'entretien;

– solliciter le point de vue du patient;

– communiquer en manifestant son intérêt pour ce que vit le patient.

Pour améliorer la qualité des consultations, il y a aussi des stratégies simples : il faut que les patients perçoivent qu'ils ont toute l'attention du médecin, et cela n'est pas seulement une question de temps consacré – il s'agit de revenir à quelques évidences :

– placer le patient dans un environnement calme pour préserver la confidentialité ;

– le recevoir dans un lieu prévu à cet effet, un bureau ;

– limiter au maximum les interruptions (téléphone, entrées de collègues) ;

– avoir lu les éléments du dossier du patient avant l'entretien ;

– être assis, pas debout ;

– rester tourné vers le patient, le buste légèrement penché vers lui, adopter une expression tranquille, pas crispée ;

– maintenir le contact visuel avec le patient quand il parle ;

– faire une seule chose à la fois ;

– appeler le patient par son nom ;

– au début de l'entretien, demander au patient les raisons de sa venue, sans l'interrompre ;

– montrer son intérêt pour le patient ;

– l'encourager à parler, en utilisant certains mots pour faciliter son expression : « Mmm… continuez… » ;

– vérifier auprès du patient qu'on a bien compris ce qu'il a relaté en faisant un résumé ;

– et, quand c'est nécessaire, lui exprimer son soutien, sa sympathie, selon les circonstances[5].

Une autre méthode intéressante consiste à faire préparer au préalable par le patient une liste de points à aborder ; le médecin en prend connaissance, et ils discutent ensemble de chacun des points choisis. L'écoute n'est pas ici un supplément.

Il y a aussi la méthode « *Invite, listen and summarize*[6] » qui reprend les mêmes principes. On invite le patient à parler, on l'écoute et on résume ce qui a été dit. Cet effort permet de remettre l'écoute au centre de la rencontre, mais aussi d'assumer dans l'écoute un travail de reformulation grâce auquel le patient se sent compris.

Il faut une restitution qui exprime clairement que le médecin a entendu ce qui est vécu, une légitimation qui affirme que ce qui est vécu est en effet difficile, avec respect et valorisation de ce que le patient a mis en place lui-même, et en exprimant un soutien qui vient signifier que le médecin souhaite être impliqué dans ce qui arrive, et enfin une affirmation que la collaboration entre le médecin et le patient est nécessaire pour mettre en place ce qui sera utile dans les soins.

Ces propositions pour les étudiants et les médecins permettent de travailler à la fois sur les aspects affectifs et sur les aspects comportementaux de l'écoute, elles permettent d'acquérir une compétence pouvant aider à l'instauration d'un dialogue efficace quel que soit le type de médecine exercée[7].

Il faut non seulement apprendre à écouter, mais aussi être accompagné dans sa pratique. On pense en particulier aux cancérologues[8], et aux trop rares expériences d'accompagnement des médecins, par exemple le travail de Martine Ruzsniewski qui depuis des années assume des groupes de paroles pour les médecins[9]. Cela s'inscrit dans une pratique théorisée il y a fort longtemps par Michael Balint, dont la préoccupation était : comment transmettre aux médecins le désir de cette place d'écoute du patient, sans en redouter les effets et en en assumant l'intensité ?

Michael Balint constate très tôt que la relation médecin-malade semble destinée à se réduire à la relation médecin-maladie. Il est le premier à faire entendre le risque de déshumanisation de la relation médecin-malade. Il conçoit un cadre groupal de formation et d'accompagnement des médecins pour se confronter à la relation avec leurs patients sans en éviter les difficultés et l'intensité.

C'est en 1950 à la clinique Tavistock de Londres que le premier groupe est alors constitué. L'objectif du groupe est de permettre aux praticiens d'analyser leurs implications affectives et émotionnelles dans la relation et de rechercher de quelles ressources personnelles et professionnelles ils disposent pour résoudre les problèmes rencontrés. L'essentiel de ses travaux fut présenté en 1955 dans un article intitulé : « Le médecin, son malade et la maladie[10] ». Cet article, ultérieurement élargi, fit l'objet d'un livre traduit en français en 1996[11]. Il n'y a pas besoin de procédure nouvelle, il faut déployer les groupes du type Balint ou apparenté, comme la médecine générale l'a développé, pour les soins palliatifs et la cancérologie, dans certains endroits pilotes.

Et puis il y a un courant de la pratique médicale qui s'est développée en Amérique du Nord qui met le récit du patient au centre de la médecine, la médecine narrative. Rita Charon, créatrice du concept de « *narrative medicine* » le définit ainsi : « La médecine narrative se réfère à la pratique clinique accompagnée d'une compétence narrative, c'est-à-dire la capacité de reconnaître, d'absorber, d'interpréter et d'être transporté par les histoires des patients[12]. » Il s'agit alors de développer la compétence des praticiens afin qu'ils accompagnent réellement leurs patients.

La médecine narrative favorise une meilleure écoute des patients et une compréhension du vécu de la maladie. Les praticiens sont ainsi appelés à tenir compte de l'entièreté du patient dans les soins prodigués. La capacité d'écoute et d'interprétation des histoires que donne la médecine narrative favorise aussi une meilleure écoute entre collègues et avec les autres professionnels de santé. Cela exige non seulement de l'attention, mais encore la volonté de s'exposer à des expériences difficiles. Le pouvoir du récit sur le comportement, tant du médecin que du malade, est si fort qu'il a fait comprendre à Rita Charon l'obligation d'apprendre à devenir capable de recevoir ces histoires.

Selon Rita Charon, pour reconnaître, absorber, interpréter, être ému par les histoires et établir la dynamique du soin, le médecin a besoin d'être conscient du caractère unique du patient, d'être sensible à ses dimensions émotionnelles et culturelles, d'accepter d'imaginer ce que le patient endure et en déduire ce dont il a besoin. Elle donne une place importante à l'écriture des récits des patients, écrire l'histoire entendue, combiner l'écoute et l'écriture, et la lecture de textes littéraires sur la médecine permet de comprendre le vécu des patients. Plusieurs travaux pointent le développement des compétences relationnelles du médecin dans cette approche qui est encore confidentielle en France, et la place de la médecine narrative dans la formation des médecins est une question importante[13].

Si le médecin doit changer, le patient aussi. Il doit être actif, acteur, sans craindre le médecin, un patient ni docile ni revendiquant, bien à sa place, en préparant la consultation activement, en formulant explicitement sa demande d'écoute, sans craindre des représailles invisibles. Le patient doit connaître son pouvoir positif dans cette relation de soins, et donc s'atteler au changement radical du système qui le voit comme le candidat aux traitements monnayables avec la Sécurité sociale, et pas aux soins. Si chacun assume sa part de changement, c'est pour construire ensemble une alliance pour les soins. Médecins et patients vont potentialiser leurs forces, leurs savoirs, dans une asymétrie irréductible, mais avec une volonté partagée de construire un espace de récit, d'échange dans lequel se tissent les soins, et pas seulement la distribution des radiographies à faire, ou des médicaments à prendre. Une alliance thérapeutique.

Si l'on assume et revendique l'écoute au cœur du dispositif de soins, cela passe aussi par un changement de posture dans la recherche médicale, essentiellement structurée par des approches statistiques, biologiques, génétiques. Il faut également placer l'expérience du patient au cœur de la recherche médicale en assumant le modèle qui consiste à reconnaître le vécu du patient, son expérience singulière de la maladie et des traitements comme un repère central de la médecine. Cela s'appelle les méthodes qualitatives[14], elles se basent sur le recueil du vécu des patients dans des questions cliniques et thérapeutiques complexes. On leur fait raconter leurs expériences et on analyse leurs récits, reconnaissant que c'est bien à partir du vécu des patients qu'on peut au mieux évaluer la pertinence des procédures de soins, leur efficacité. La médecine générale a depuis longtemps utilisé ces méthodes innovantes, il faut les développer, les valoriser, les enseigner.

Et après ?

– Bonjour, madame Jiloin, asseyez-vous.

– Bonjour, docteur.

– Comment allez-vous ?

– Je me sens très fatiguée, et je suis inquiète…

– C'est normal, cette attente est très pénible, mais maintenant nous avons toutes les données qui concernent votre tumeur. Une cartographie précise a été établie, génétique et immunitaire, très complète, à la fois de la tumeur principale et des petites lésions biopsées sur votre peau. Vous voyez, grâce à ces données importantes, nous avons mis au point un programme de soins très ciblés qui va commencer la semaine prochaine. Avec ces analyses traitées par ordinateur, nous avons identifié exactement la cible et les manières de l'atteindre.

– C'est une bonne nouvelle. Je n'ai toujours pas pu en parler à ma fille…

– Ce serait peut-être plus facile si nous le faisions ensemble ? Qu'en pensez-vous ?

– Je vais y réfléchir… Dites-moi, est-ce que je vais survivre ?

– Vous allez surmonter tout ça, je vais vous y aider. Je pense que nous allons pouvoir maîtriser le processus en moins d'une année, les traitements sont assez bien supportés ; mais ça n'enlève pas les angoisses, je le sais…

– Je suis déjà très angoissée.

– Est-ce que vous voulez m'en parler un peu, ou vous préférez en discuter avec la psychologue du service ?

– Vous me connaissez bien, je préfère en parler avec vous.

– Dites-moi.

– Mon mari est incapable de me soutenir. Il est trop fatigué, la nuit je dois me lever plusieurs fois pour l'accompagner aux toilettes.

– Est-ce que vous ne pourriez pas demander à votre fille de vous aider pendant quelques semaines ? Il faut que vous puissiez dormir pour bien récupérer entre les cures de chimio. On peut voir avec l'assistante sociale du service pour une aide ménagère, si vous voulez ?

– Ma mère est morte de la même maladie... je trouve ça terrible, docteur.

– C'est une épreuve. Mais à l'époque il n'y avait pas de traitement efficace.

– Et pas de médecin aussi attentif que vous. Elle a été très mal traitée... C'était pas humain, on la piquait, et elle se débrouillait toute seule. Les infirmières étaient gentilles, mais le médecin était vraiment expéditif...

De nombreuses questions sont soulevées par la place du numérique, des ordinateurs et des *big data* dans la médecine[1]. La diffusion du savoir médical sur Internet et les *big data* pourraient être l'occasion de redonner plus de place à l'écoute.

La technologie fascine, les progrès en génétique, en thérapie innovante donnent le vertige d'espoirs exceptionnels. On nous annonce que seuls les ordinateurs et l'information numérisée seront capables de traiter les données médicales. Les *big data* vont s'imposer dans l'univers médical et plutôt que d'être l'occasion de la disparition du colloque singulier patient-médecin, elles peuvent contribuer à l'amélioration du lien et à sa valorisation en facilitant l'utilisation et l'application de données médicales et scientifiques de qualité pour le médecin, libérant en lui du même coup un espace psychique et énergétique qu'il pourrait consacrer à l'écoute.

Les médecins doivent être capables de relayer les avancées médicales auprès de leurs patients afin de permettre à ceux-ci de suivre les logiques thérapeutiques qu'on leur propose. Dans le même temps, les médecins doivent limiter l'utilisation intempestive des sources d'informations qui ne sont pas régulées sur Internet, et qui n'assurent que pour très peu d'entre elles des vérifications de contenu.

Internet vient prendre une place importante, incontournable, qui va bouleverser (bouleverse déjà) les pratiques et les attentes[2]. Certains se demandent même à quoi va servir le médecin quand toute la médecine sera maîtrisée par des ordinateurs ou par des outils connectés ? Ceux qui se questionnent ainsi démontrent que la question du soin en médecine disparaît doucement des esprits pour garder une vision des médecins comme les prestataires d'un service de distribution de traitements hypothétiquement efficaces.

Nous pensons au contraire qu'il y a dans

cette présence forte des ordinateurs et d'Internet quelque chose du soin à défendre.

Une étude réalisée en 2013 en France montre que « les informations trouvées sur le Net permettent de mieux prendre en charge sa santé ou celle de ses proches pour 61 % des utilisateurs. Elles rendent la relation médecin-patient plus positive, grâce à des échanges plus riches (58 %) et renforcent la confiance dans les médecins consultés pour 1 internaute santé sur 2[3] ». Lors des recherches d'informations avant une consultation (19 % des internautes santé), celles-ci sont essentiellement réalisées pour mieux comprendre ce que le médecin va dire (63 %), pour pouvoir discuter avec lui du traitement (53 %) ou pour poser de meilleures questions (42 %). Les recherches réalisées après une consultation (34 % des internautes santé) sont destinées à chercher des informations complémentaires sur la maladie (72 %) ou sur les médicaments et les traitements (44 %). Plutôt que de voir l'utilisation d'Internet par les patients comme une menace, le médecin doit la voir comme une opportunité. La recherche d'informations par le patient lui-même est essentielle, en particulier pour les maladies chroniques. Elle permet, entre autres, au patient de jouer un rôle plus actif dans la gestion de sa maladie et donc de mieux se prendre en charge.

Peut-être que lorsque les contenus médicaux trouvés sur Internet seront assez fiables, et portés par des institutions-ressources, le fait que le patient arrive correctement informé offrira la possibilité qu'il y ait un peu plus de temps pour qu'il parle et soit écouté...

On nous parle de médecine centrée sur le patient selon son génome, mais en anglais la « *patient centered medicine*[4] » parle de la pratique qui met le patient dans sa globalité au centre du dispositif, avec ses émotions, son histoire, ses besoins exprimés, ses doutes, ses particularités biologiques, génétiques. Un sujet singulier en entier.

C'est cela un patient, le sujet de son histoire, de sa souffrance, celle que le médecin doit accepter d'accompagner, et donc d'entendre comme elle est.

Il est important après avoir explicité tout cela de ne pas ignorer qu'il existe heureusement à l'hôpital des médecins qui sont engagés auprès des patients avec dévouement, rigueur, et une authentique préoccupation pour l'écoute. Il faut soutenir tous ces médecins, les valoriser, les aider à ne pas se sentir dépassés par l'ampleur de la tâche, reconnaître à sa juste valeur la qualité de leur travail. Pour tous ceux-là, et pour nous tous, il est temps que les institutions hospitalières, les administrations, les tutelles, modifient profondément leurs approches et leurs actions qui sont pour une grande part responsables d'un délitement qu'il va falloir contenir.

On voudrait nous promettre une médecine parfaite, celle des diagnostics certains et des traitements totalement ciblés, une médecine de pointe. Mais pour cela, il faut une relation de soins, elle se construit à deux au moins, le médecin et le patient. Ils doivent coconstruire les soins. Leur rencontre est un espace privilégié où se potentialisent les forces.

Est-ce que la médecine parfaite qu'on nous promet sera l'occasion de fuir complètement ou, au contraire, de redonner de la place à la puissance de l'écoute dans le processus de soins ?

Écouter son patient, cela ne nécessite aucun moyen coûteux, aucun matériel de pointe. Écouter son patient, c'est avant tout une question de volonté, cela nécessite de recommencer pour chaque patient différent. C'est un apprentissage, presque un entraînement, car ce n'est pas un acquis, mais plutôt un effort à renouveler.

Il faut absolument que chacun assume les enjeux et le besoin pour tous de prendre soin de l'écoute.

Notes bibliographiques

1. On s'occupe de vous !

1. Zuger A., « Dissatisfaction with medical practice », *N Engl J Med*, janvier 2004, 350 (1), p. 69-75.

2. Le temps est toujours contre nous

1. Lussier M.-T., Richard C., « Doctor-patient communication, time to talk », *Can Fam Physician*, novembre 2006, 52 (11), p. 1401-2.
2. Dugdale D.C., Epstein R., Pantilat S.Z., « Time and the patient-physician relationship », *J Gen Intern Med*, janvier 1999,14 suppl. 1, p. 34-40.
3. Marvel M.K., Epstein R.M., Flowers K., Beckman H.B., « Soliciting the patient's agenda : have we improved ? », *JAMA*, janvier 1999, 281 (3), p. 283-7.
4. Rabinowitz I., Luzzati R., Tamir A., Reis S.,

« Length of patient's monologue, rate of completion, and relation to other components of the clinical encounter : observational intervention study in primary care », *BMJ*, février 2004, 328 (7438), p. 501-2.

5. Langewitz W., Denz M., Keller A., Kiss A., Rüttimann S., Wössmer B., « Spontaneous talking time at start of consultation in outpatient clinic : cohort study », *BMJ*, 2002, 325, p. 682-3.

6. Mauksch L.B., Dugdale D.C., Dodson S., Epstein R., « Relationship, communication, and efficiency in the medical encounter : creating a clinical model from a literature review », *Arch Intern Med*, juillet 2008, 168 (13), p. 1387-95.

7. Deveugele M., Derese A., Brink-Muinen A. Van den, Bensing J., De Maeseneer J., « Consultation length in general practice : cross sectional study in six European Countries », *BMJ*, août 2002, 325 (7362), p. 472.

8. Wilson A., Childs S., « The relationship between consultation length, process and outcomes in general practice : a systematic review », *Br J Gen Pract*, 2002, 52 (485), p. 1012-1020.

9. *DREES* n° 481, avril 2006.

10. Cape J., « Consultation length, patient-estimated consultation length, and satisfaction with the consultation », *Br J Gen Pract*, décembre 2002, 52 (485), p. 1004-6.

11. Freeman G.K., Horder J.P., Howie J.G., Hungin A.P., Hill A.P., Shah N.C., Wilson A., « Evolving general practice consultation in Britain : issues of length and context », *BMJ*, avril 2002, 324 (7342), p. 880-2.

12. *Ibid.*

13. Mauksch L.B., Dugdale D.C., Dodson S., Epstein R., art. cit.

14. Little P., Everitt H., Williamson I., Warner G., Moore M., Gould C., Ferrier K., Payne S., « Observational study of effect of patient centredness and positive approach on outcomes of general practice consultations », *BMJ*, octobre 2001, 323 (7318), p. 908-11.

15. Lopez A., Remy P.-L., « Mesure de la satisfaction des usagers des établissements de santé », rapport d'activité de la Commission centrale de concertation avec les usagers 2011-2014, n° RM 2007-045P, mars 2007.

3. En parallèle

1. Jha A.K., Orav J.E., Zheng J., Epstein A.M., « Patients'perception of hospital care in the United States », *N Engl J Med*, octobre 2008, 359, p. 1921-1931.

2. « Médecines alternatives : ce qu'en dit la science »,

dossier réalisé par P. Testard-Vaillant, *Sciences et Santé*, n° 20, mai-juin 2014.

3. Bernstein B.J., Grasso T., « Prevalence of complementary and alternative medicine use in cancer patients », *Oncology* (*Huntingt*), 2001, 15, p. 1267-72.

4. *Le Point*, dossier *Santé*, 2010.

5. Kroesen K., Balwin C.M., Brooks A.J., Bell I.R., « US military veterans'perception of the conventional medical care system and their use of complementary and alternative medicine », *Fam Pract*, 2002, 19, p. 57-64.

6. Zuily E., *Relation médecin-patient et recours aux médecines non conventionnelles*, thèse de médecine générale, université Toulouse III-Paul Sabatier, 2014.

4. L'écoute est un acte !

1. Rothier-Bautzer E., *Entre* cure *et* care, *Les enjeux de la professionnalisation infirmière*, Lamarre, Wolters Kluwer, 2012.

6. Des émotions ?

1. Hochschild A.R., *The Managed Heart, Commercialization of Human Feeling*, California University of California Press, Ltd., Londres, 2003.

2. Loriol M., « Travail émotionnel et soins infirmiers », *Santé mentale*, 2013, p. 60-63.

3. Halpern J., « From idealized clinical empathy to empathic communication in medical care », *Med Health Care Philos*, mai 2014, 17 (2), p. 301-11.

4. Larson E.B., Yao X., « Clinical empathy as emotional labor in the patient-physician relationship », *JAMA*, mars 2005, 293 (9), p. 1100-6.

7. Écouter, pour quoi faire ?

1. Malterud K., « Qualitative research : standards, challenges, and guidelines », *Lancet*, août 2001, 358 (9280), p. 483-8.

2. Zolnierek K.B., Dimatteo M.R., « Physician communication and patient adherence to treatment : a meta-analysis », *Med Care*, août 2009, 47 (8), p. 826-34.

3. Kim S.S., Kaplowitz S., Johnston M.V., « The effects of physician empathy on patient satisfaction and compliance », *Eval Health Prof*, septembre 2004, 27 (3), p. 237-51.

4. Roter D.L., Hall J.A., Kern D.E., Barker L.R., Cole K.A., Roca R.P., « Improving physicians'interviewing skills and reducing patients'emotional distress, A randomized clinical trial », *Arch Intern Med*, septembre 1995, 155 (17), p. 1877-84.

5. Fogarty L.A., Curbow B.A., Wingard J.R., McDonnell K., Somerfield M.R., « Can 40 seconds of compassion reduce patient anxiety? », *J Clin Oncol*, janvier 1999, 17 (1), p. 371-9.

6. Lecomte J., « L'empathie et ses effets », *EMC Savoirs et Soins infirmiers*, 60, 495 B 10, 2010.

7. Rollnick S., Miller R.W., Butler C.C., *Helping Patients Change Behavior*, The Guilford Press, New York, Londres, 2008.

8. Miller R.W., Rollnick S., *Motivational interviewing. Preparing people for change*, The Guilford Press, New York, Londres, 2002.

9. Rubak S., Sandbaek A., Lauritzen T., Christensen B., « Motivational interviewing : a systematic review and meta-analysis », *Br J Gen Pract*, avril 2005, 55 (513), p. 305-12.

10. Ambady N., Laplante D., Nguyen T., Rosenthal R., Chaumeton N., Levinson W., « Surgeons'tone of voice : a clue to malpractice history », *Surgery*, juillet 2002, 132 (1), p. 5-9. Levinson W., Roter D.L., Mullooly J.P., Dull V.T., Frankel R.M., « Physician-patient communication, The relationship with malpractice claims among primary care physicians and surgeons », *JAMA*, février 1997, 277 (7), p. 553-9.

11. Veyssier-Belot C., « Burn-out syndrome among physicians », *Rev Med Interne*, avril 2015, 36 (4), p. 233-6.

8. Ça peut changer!

1. Barrier P.A., Li J.T., Jensen N.M., « Two words to improve physician-patient communication : what else ? », *Mayo Clin Proc*, février 2003, 78 (2), p. 211-4.

2. Rogers C., « La relation thérapeutique : les bases de son efficacité », *Bull. de psychologie*, 17, 1963, p. 1-9 ; *Le Développement de la personne*, Dunod, 1968.

3. Teutsch C., « Patient-doctor communication », *Med Clin North Am*, septembre 2003, 87 (5), p. 1115-45.

4. Mohrmann M.E., Shepherd L., « Ready to listen : why welcome matters », *J Pain Symptom Manage*, mars 2012, 43 (3), p. 646-50.

5. Dugdale D.C., Epstein R., Pantilat S.Z., art. cit. Lussier M.-T., Richard C., « Communication tips. Time flies: patients' perceptions of consultation length and actual duration », *Can Fam Physician*, janvier 2007, 53 (1), p. 46-7.

6. Boyle D., Dwinnell B., Platt F., « Invite, listen, and summarize : a patient-centered communication technique », *Acad Med*, janvier 2005, 80 (1), p. 29-32.

7. Teutsch C., art. cit. Deveugele M., « Communication training: Skills and beyond », *Patient Educ Couns*, octobre 2015, 98(10), p. 1287-91.

8. Libert Y., Merckaert I., Reynaert C., Razavi

D., « Stakes, aims and specificities of the physician-patient communication in cancer care : state of the art and perspectives », *Bull Cancer*, avril 2006, 93 (4), p. 357-62.

9. Ruszniewski M., *Le Groupe de parole à l'hôpital*, Dunod, 2012. Ruszniewski M., Rabier G., *L'Annonce, Dire la maladie grave*, Dunod, 2015.

10. Balint M., « The doctor, his patient, and the illness », *Lancet*, avril 1955, 268 (6866), p. 683-8.

11. Balint M., *Le Médecin, son malade et la maladie*, Payot, 1996.

12. Hurwitz B., Charon R., « A narrative future for health care », *Lancet*, juin 2013, 381 (9881), p. 1886-7.

13. Goupy F. *et al.*, « Can narrative medicine be an answer to patient physician relationship teaching according to students'demand in medical education curricula ? », *Presse Med*, janvier 2013, 42 (1).

14. Bousquet G., Orri M., Winterman S., Brugière C., Verneuil L., Revah-Levy A., « Breaking Bad News in Oncology : A Metasynthesis », *J Clin Oncol*, août 2015, 33 (22), p. 2437-43.

Et après ?

1. Babinet G., *Big data. Penser l'homme et le monde autrement*, Le Passeur, 2015.

2. Lussier M.-T., Richard C., « Effects of the Internet on patient consultations », *Can Fam Physician*, janvier 2010, 56 (1), p. e4-e5

3. LauMa communication, « À la recherche du ePatient », *Patients & Web*, avril 2013.

4. Bardes C.L., « Defining patient-centered medicine », *N Engl J Med*, mars 2012, 366 (9), p. 782-3. Rathert C., Wyrwich M.D., Boren S.A., « Patient-centered care and outcomes : a systematic review of the literature », *Med Care Res Rev*, août 2013, 70 (4), p. 351-79.

Remerciements

Nos remerciements sont pour Lydia Bacrie, et Milina Horto.

Table

OUVRAGES D'ANNE RÉVAH-LÉVY

Essai

Malaise dans la République : Intégration et désintégration, avec Maurice Szafran, PUF, 2002.

Romans (sous le nom d'Anne Revah)

Manhattan, Arléa, 2009.

Pôles magnétiques, Arléa, 2012.

Quitter Venise, Mercure de France, 2014.

L'enfant sans visage, Mercure de France, 2015.

Composition : IGS-CP
Impression : CPI Bussière en février 2016
Éditions Albin Michel
22, rue Huyghens, 75014 Paris
www.albin-michel.fr

ISBN : 978-2-226-32350-7
N° d'édition : 22061/01 – N° d'impression : 2018160
Dépôt légal : mars 2016
Imprimé en France